珍珍教練的40⁺50⁺60⁺

增肌慢老重訓課

**扭轉痠痛、無力，想要樂活人生，
現在開始練肌力、抗老化、存健康！**

珍珍教練（施怡如）——著

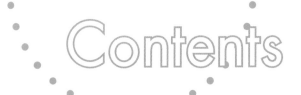

Contents

第一章 | 翻轉肌力的故事

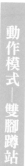
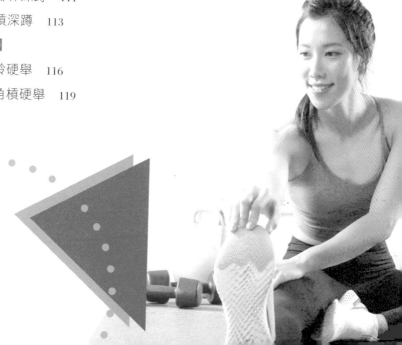

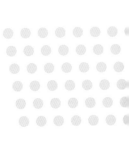

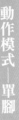
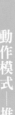

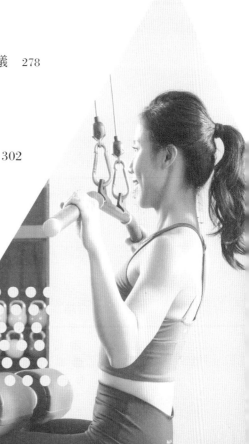
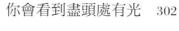

不要「努力抗老」，而該「優雅慢老」

「爸，我想把工作辭掉，去當健身教練！」

這是三年前的某個晚上，珍珍教練對我拋出的震撼彈。她居然想辭掉多少人夢寐以求的國際最大家用品公司的經理一職，然後去挑戰一份她在求學時代從未學過的技能、收入可能也會很不穩定的工作。

我對她的這個決定，並沒有堅決反對，當然也不至於拍手叫好。我相信這可能才是她真正熱愛的工作，也是會投入所有熱情去經營的事業。

「妳就去試試看吧！萬一不行，再重回一般企業上班吧！」我記得當時是這麼說的，完全是基於一個「父親擔心子女」的傳統立場。

三年來，我看著她從健身教練、然後在網路上經營個人品牌、一直到出版第一本健身的專書，這才知道她已經完全確立了一生的志向，而且也相信自己該從「父親保護子女」的傳統角色中淡出了。

她還沒當健身教練之前，就不斷鼓勵我們夫婦也該開始做重訓。媽媽或許是為了保持青春的體態，很快就加入了健身的行列，我則一

直抗拒，想說都快六十歲了，為什麼要把自己練成像阿諾史瓦辛格般的肌肉猛男？

直到她成了健身教練，而我的左手也出現了五十肩的症狀之後，我這才決定試試看，希望能用比較不枯燥的重訓方式來尋求改善。三個月後，成效非常顯著，但我又因此回到了欠缺動力的階段。

為了鼓勵我不要半途而廢，珍珍教練給我唯一的目標是「持續做下去」。我覺得這件事好像不難，所以決定維持最低度的訓練，也就是一週一次一小時。這樣持續了一年多，還被同學笑說肌肉怎麼還是鬆垮垮的。

我開始懷疑，做重訓到底會有什麼明顯的效果？甚至心想，如果教練不是我女兒，恐怕我早就和重訓說拜拜了。

不過，我聽到越來越多的朋友說我精神比以前好多了，拍照也不必特別縮小腹了，走路也更挺立了，甚至還有一次用跳躍的方式躲過了突如其來的滑板衝撞。

作為財經作家，我要說：「投資股票，有賺有賠」，但作為重訓學生，我會改說：「投資健康，穩賺不賠」。

我終於懂了珍珍教練常說的「穿隧效應」。重訓過程猶如穿鑿隧道，持續下去終有一天會看到隧道口的陽光。我現在已經看見了遠方微弱的光線，我相信這道光一定會越來越亮、越來越大。

珍珍曾說，對於 50+ 的熟齡男女們，重訓的目的不是在「努力抗

老」，讓身形回春，而是透過肌力和肌耐力的加強，來降低跌倒，或是導致重傷的機率，讓自己能夠「優雅慢老」。

　　為人父母者，老來若能把自己的身體照顧好，其實就是給子女最好的禮物，不是嗎？讓我們大家透過閱讀這本書，一起來「增肌慢老」吧！

暢銷財經作家、珍珍教練的父親及學生　施昇輝

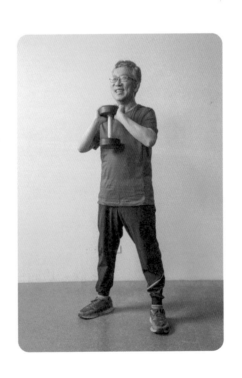

變瘦只是附加價值，
生活品質變好才是訓練的核心

有次上課，關心一起前來的情侶，詢問他們最近兩、三個月來運動的心得，生活上有沒有什麼改變？原本預設聽到的會是「褲子變鬆了、體力變好、上班變得更有精神、朋友說我變瘦了」之類的話。沒想到女學員眼睛瞪大、興奮地說出：「有！之前都要找坐式馬桶，因為蹲式的蹲不久，而且沒有扶手的話會站不起來！現在可以蹲著上廁所了。」說完一臉驕傲像小孩子炫耀般的對我微笑。

這樣的回饋讓我有點驚訝，一般來說找教練上課，學員總是希望身材變得精壯、更結實更好看。雖然知道訓練可以改善人的生活，但這麼生動的例子倒是第一次遇到。後續還有兩位大哥，原本其中一位在訓練時都意興闌珊，但出差回來後卻認真異常，一問之下是發現訓練的好處、被異性誇獎，從此刻苦練習、對訓練安排再也不要求打折。

另外有位學員上課一段時間後，突然不著邊際的說：「原來腳可以不麻！」追問之下才知道他從中學時期開始，都會有腳麻的情況。問他為什麼一開始沒說，他表示「以為這是正常的」。當下的我非常震驚，痛久了、不舒服久了大家就會認為是正常的、默默接受。身為

健身教練的我才知道，原來別人是這樣在生活。

常有人問肌力運動、阻力訓練的好處是什麼？其實運動、訓練的好處很多，可惜長年的廣告、宣傳都關注在次要的效應上（減脂、外型），造成大家誤以為只有身材想變好、要參加比賽的人才需要訓練。其實生活中很多不便，都可以藉由適度的訓練、增加活動頻率來改善，良好的活動不僅能改善身型、身材，更可以讓我們的手腳更俐落，行事更有效率、更有精神、提升生活品質，甚至減少長期照護的需求，這才是健康產業更重大的價值。

當初在研習課程中認識珍珍，看著她努力、認真，以小白的身分學習艱澀的解剖學、肌動學，日後加入團隊擔任教練，以人為本、親切耐心，用心的指導學員、協助解決客戶問題、達成目標。甚至在一些特殊狀況上體驗課時，準備好筆電解說注意事項，做好跟學員客戶的溝通、分享。

以親切笑容、教學細心著名的珍珍，透過這本書把常見、能簡易執行的訓練跟大家分享，並且拍攝影片，讓大家不僅可從書上找到解答，也可以參考影片。

如果你還沒開始運動、希望改善生活品質、希望提升運動的效率與觀念，可以依照珍珍書上的指引循序漸進，開始嘗試。倘若真的執行上有困難，也可以找住家附近的專業教練指導。希望大家都能從運動中變得更健康、改善生活品質。

GYMEFIT 創辦人 楊浚泯

訓練即是良藥

「訓練即是良藥」一直是我在各個課程或演講中會出現的一句話。對我而言，完整而正確的上下肢六大面向動作，不僅僅只是訓練而已，更是在提供一般治療後，避免傷害再度發生的那塊不可或缺的拼圖。少了這部分，治療可能就不會完整。在門診，常常一個病人再多花十到十五分鐘教導三、四個動作後，並寫成一個簡單的課表是非常常見的。

然而，最常遇到的阻礙是：患者對於訓練的誤解或是從來沒有運動習慣。而在短短的門診時間內要說服患者能夠重新接受新的認知，甚至願意開始養成這樣的習慣，是十分困難的。後來的我會選擇在社區衛教時花比較多時間去說明訓練的好處。在門診時先從患者願意開始運動後，才有機會越教越多。

不同於一般大眾認知的觀念，需要不斷的被不同的聲音推播以及複誦，才有機會打入人們的心中。書中涵括了人體最基礎的動作模式、進退階訓練方法、簡單的自我身體排列檢查以及飲食健康檢核。更重要的，書中分享的個案所面對的，正是你我在日常生活中會遇到

的問題以及阻礙。個案用自身的經驗鮮活的告訴大家他們如何克服以及進步，才是這本書最讓人覺得溫暖的地方。

　　恭喜願意拿起這本書開始翻閱的讀者，或許你已經開始有規律的訓練習慣、或許剛開始還不知道如何持續下去、或許被「增肌慢老」這個書名標題吸引到，或甚至僅僅是因為封面是個亮麗的女孩而開始翻閱。不管怎麼樣，你都會在書中找到適合你的答案。

　　訓練即是良藥，願肌力與你同在。

　　　　　　光田運動醫學科醫師／悍草教育訓練總監　陳彥志

跟著珍珍教練一起練！
40⁺ 50⁺ 60⁺ 的學員分享

舒愛玲（珍珍的媽媽）··

不同於其他學員是因為珍珍教練的口碑慕名而來，我是她直接替我報名健身房，而開啟了我的重訓生活。

我一開始也曾躊躇不前，找各種藉口不想去重訓，還跟她說我一點都不想把自己練成一身結實肌肉的神力女超人。沒想到她直接回嗆我：「這點妳不用太擔心，就像妳不用擔心太有錢一樣。」她當下的回嘴讓我笑到不行：「對啊，誰會擔心呢！」想通之後，我就開始跟著珍珍教練做起了重訓。

持續進行重訓之後，在心理上，我對未來能夠優雅慢老更具信心，而在生理上也有了不可思議的變化，例如以往必須用雙手才能拿起的複合五層炒菜鍋，現在居然單手就能拿起來翻炒食物。

重訓也讓我能夠避免使力不當或姿勢錯誤所可能導致的運動傷害，並能在日常生活中開始習慣使用腹部核心肌群，也讓我在健行時的體力和腳力有了明顯的加強。例如前陣子和同齡的朋友們去走花蓮砂卡噹步道、陽明山的小觀音山西峰，都發現自己的體力確實比他們更好，在在驗證了重訓的效果。

隨著年歲的增加，體力勢必越來越差，還好在女兒珍珍教練的鼓勵下接觸了重訓，持續強化了肌力和肌耐力，不然未來怎麼可能實現我希望到處遊山玩水的夢想，以及優雅慢老的想法呢？

林婉美（旅行作家）··

有幸選擇了最愛的文旅工作，隨著年齡漸增開始擔心身體有天不能旅行，珍珍教練說：「這是個誤會，只要認真的了解自己的身體，願意為它付出努力，運

動、做訓練與飲食搭配，增加自己的肌肉，就可以培養出力氣！」，於是我進入了肌力訓練行列，讓身體能力儘量維持過去的標準。

除了上健身房的公式鍛鍊，吸納、弓箭步與深蹲，也是我在外隨時樂在其中的項目。一生都可以旅行是幸運的事，但我更體會「忠實旅伴—身體」有力量才是基礎。

感謝教練珍珍，她是我認識中最年輕的教練，卻已能透過專業與耐心四處幫助別人找回力量，也真正給了我一個充滿蛻變的期待！

曾文娟（時報文化第四編輯部總編輯）

如果不是珍珍，我應該永遠不會上重訓課。我是喜歡追根究柢的人，珍珍永遠帶著耐心和微笑為我解答，讓我安心。

在忙碌的工作中，重訓課已經成為生活重心，它鍛鍊我的身體，同時也鍛鍊我的心智，曾經以為「做不到的」，在一次次的實做和調整，每一個呼吸、每一塊肌肉、每一次用力，如何協調、如何運用中，發現自己不斷地超越和進步，這是令人驚喜的。也因為重訓，開始檢視生活，改善了飲食習慣，改變了睡眠時間，更看到自己內在逐漸和緩穩定。

身體的核心與重心，對應的也是人生的核心與重心。我喜歡珍珍教練課，這是每週最期待的時刻。

王麗螢

我和珍珍教練的認識，是經由我先生和兒子強力地推薦。我先生在 GYMEFIT 健身房已經訓練三年多了，他們父子的共識，是這位教練給人的感覺很有親和力，在我和教練初次見面時，也讓我第一次肯定這對父子的眼力。

我是一個不愛運動的人，當然重訓就更別說了，上完第一堂課，就想著第二堂還要來嗎？三堂、四堂……，現在回想起來，學員的心態，若是這樣，其實教練應該蠻辛苦的！但在珍珍教練「三心」的調教之下，重訓如今已變成我生活中的一部分：在訓練的過程裡「耐心」的糾正錯誤的動作，「細心」的看動作是否

到位，「狠心」的是絕不放水，讓你一直在進步中。

珍珍教練是一位一直要求自我進步的教練，不只是她對學生的要求，相對地，我看見她對自己也是同樣要求著。我不時的看她在自我訓練，跟在她旁邊，也讓我覺得自己持續在成長。

我的先生很謝謝珍珍教練，將原本是「沙發馬鈴薯」的老婆，改變成一個人樣，其實，我自己也更謝謝她。

吳佩宜

電視台的工作及家庭的忙錄，常讓我的體力透支。從前的我非常依賴按摩，直到當我從運動小白，踏入運動世界中，才發現健身健的不只是線條，健身建造的更是下半輩子的精彩人生。

而找到對的、懂的教練，更是拿到健康人生的入場券。感謝珍珍教練，全方位的專業知識，讓我宛如脫胎換骨般迎向人生下半場，恭喜妳完成妳的夢想出書了！希望藉由這本書，能幫助到更多需要幫助的人。要活就要動！大家一起動起來吧！

李佳霖

身為一個將減肥視為終身志業的中年大叔，各種減肥方式我幾乎都執行過。高中時曾用非常激烈的極少食加上每日五千公尺跑步的方式（年輕人經得起），快速減掉近三十公斤的體重，三十歲前後則曾花了不少錢買直銷的減肥代餐減重，之後流行的生酮飲食、168 斷食等，也都曾成為我用來控制體重的手段。

但為何會累積這麼豐富的經歷呢？說穿了，是因為體質與飲食習慣並沒有真正的改變，故逃離不出減重、復胖的無限循環。

隱約知道重量訓練的好處以及相關觀念，其實大概有十年左右了，期間也曾經嘗試走進健身房來個自主訓練，但總是無疾而終、不能持久而見效，直到去年，感謝與珍珍教練的因緣，讓我真正下定決心接受專業教練的個人指導。

專業教練教導的不只是重訓的動作和要點，我認為最重要的是觀念、飲食建議以及給予學員適當的訓練強度、督促與提醒。過往我嘗試過的減重方式，都是減「體重」而不是減「體脂」，故長年下來我體重雖然控制得還可以，但體脂率卻居高不下，事實上並沒有變健康。要想健康、有活力，該做的其實是減脂而不是減重，但教練也明確告訴我，要單靠重訓減少體脂難度非常高，主要還是得調整飲食，但在過程中，重訓扮演了一個非常重要的角色：維持或是盡量降低肌肉的耗損。

說起來，我真的算是個好學生（教練也這樣說喔，哈）。在認真執行教練的飲食建議、每週固定上一次課、加上進健身房自主訓練二至三次（每次只要四十分鐘左右），持續近半年後，不只體重降低了近七公斤，重要的是體脂率降了5%，非常有感，身體明顯變結實，困擾很久的腰痠背痛問題也不藥而癒。感覺上，核心及大肌群的支持能力好了許多，最好的證據是過往常發生的閃到腰或是手腳局部抽筋或痠痛的情形，幾乎不再發生，讓我切實的體認到，核心與肌肉的力量以及比率，對中老年人來說，實在是非常重要，而未來隨著年歲的增加，維持肌肉這件事只會更加重要。

必須說，走進健身房，接受珍珍教練的教導，是我近年來在工作與生活中需要下的眾多大大小小決策中，最好的一個決定。期勉自己未來能持續保持這段時間養成的重訓習慣。找對教練、學對觀念、持之以恆，重訓真的不難，且非常、非常有幫助，希望能有越來越多的熟齡、銀髮族們加入這個行列，重訓防老。

張琇綾···

我學習瑜伽多年，自認筋骨軟 Q，但有時姿勢錯誤、無人糾正，也會感到肌肉痠痛。

在兒子的建議下，我開始接觸重量訓練，也顛覆我對重訓的認知。透過教練的個人化課程，讓我原本兩腿的施力不均，藉由呼吸、核心的調整，得以改善肌肉的穩定性。而原本手對重量的提舉部分，也透過訓練背肌和大小肌肉群，讓我

更有力，炒菜時單手拿平底鍋也變輕鬆！

肌肉對我們來説很重要，不要猶豫了，加入重訓的行列吧！

郭娟 ···

時下最流行的事情莫過於健身了，然而，我走進健身房並非是為了追趕流行，而是我的身體拉起了警報─腰椎間盤突出反覆發作，讓我十分困擾。

長久以來，這類疾病通常醫生的建議都是保守治療，如：服用止痛藥、臥床，或是復建，於我而言，這些成效真的是非常有限。在心灰意冷之際，我走進了健身房，遇見了珍珍教練，開啟了我的重訓人生，也從此開啟了我人生的健康新體驗。

珍珍教練有著療癒人心的笑容，更有著專業的健身課程設計能力，透過觀察學員的靜態與動態身體語言，提出正確的建議以及提醒，讓我從自身需要加強的基礎訓練開始。她著重於強化核心肌群的訓練以及下半身的肌力練習，我也將課堂上學習到的正確訓練姿勢與理念，逐步內化成自身日常生活與作息的一部分。因而，我懂得了正確的下蹲姿勢，以不再讓腰部受傷的方式，保護身體。

轉眼間，我參加重訓課程已經大約半年的時間了。從初期對於重訓效果的不確定，到如今我的生活逐步走向正軌，這一切都要歸功於珍珍教練的專業訓練與指導。明天，會發生什麼事情我不知道，但是，繼續重訓課程卻是我很確定的事。

張小姐 ···

「要享受健康的光芒，就必須鍛鍊身體」──職業拳擊手　吉恩‧坦尼（Gene Tunney）

四年前我置換了兩個髖關節之後，走路不自然，上下樓梯很吃力 。經多方求助，因緣際會下知道了珍珍教練，開始重訓課程。

在珍珍教練兩次指正教導後，家人和好友立即察覺我走路的姿勢正常了許多。 四個多月來，透過教練為我安排的課程和按時上課，身體各部位的穩定度大

增，各種腫脹、疼痛、無力的毛病，有的已消失、有的大大的減輕。

近七十歲的我，以前只愛走路一點也不愛運動，現在深深了解訓練對我的幫助與重要。從不缺課並給自己設定了一些目標，深感充實。Never too late，永不嫌遲！

黃馨玉

珍珍算起來是我的第三個教練，一位非常細心，且會傾聽客戶聲音的健身教練，不論在運動與身體方面可以給予高度知識與技巧引導，在心靈方面更是一位有品質的傾聽與互動的陪伴者。在她的引導下，我對肌力訓練的觀感再次扭轉。

大家都知道運動的重要性與好處，只是年過半百的我們，如何有動力燃起運動的想法與渴望？

曾經，我是個不運動的三寶媽，總覺得每天下班後，繼續家裡的工作就累翻了，哪還有時間與力氣運動。而某個因緣際會，我開始接觸慢跑，進而參加路跑活動。又由於想要增加慢跑的耐力，我開始接觸肌力訓練。

而且，透過肌力訓練，也讓我對身體有更多的感知。在庸碌的生活中，我們都忘了關照自己的身體，藉由肌力訓練，在每個動作之間，感知自己的身體，慢慢地會很清楚自己身體的不適與疼痛來源，和身體當個好朋友，你珍惜它，它疼愛你。

我是三寶媽，我持續每周 1 ～ 2 次的肌力訓練，你呢？

黎先生

我小時候因體質不好，常打退燒針，導致臀肌有點萎縮，中年小腹微凸。幾年前因病離職，又遵醫囑必須長期服用可能造成肌無力的藥物。當時，我住院四週，虛弱到連下樓都需要攙扶，還好服藥休養至今，身體慢慢好轉。

為了減少家人將來的負擔，我開始認真運動。這期間雖然進行慢跑和打拳，但肌力恢復很慢，後來，了解到重量訓練的必要，同時幸運地接觸到珍珍教練示

範影片，才開始真正規律的健身。

　　規律健身後，我明顯感受肌力變好。前幾天在校園跑步，不慎被一棵大樹下突起的地磚絆了一下，潛意識覺得一定要跌倒了，沒想到居然只是腳往上提，向前彈跳了幾下，跑了起來。最近去爬山，也感覺自己比較能運用臀肌，輕鬆地蹬上較大的高低差，朋友們都說我的腳力變好了！套句教練的話，應該是喚醒了沉睡（或昏迷）已久的核心肌群和臀肌吧！因為自主訓練有收穫，我也向朋友介紹珍珍教練，同時再次謝謝教練用心拍攝屬於熟齡族的健身影片！

彭國星

　　學生時期正好處於升學主義至上的年代，在那個「萬般皆下品，唯有讀書高」的環境下，為了考取好的高中及大學，專心於課業因而犧牲了體育與運動時間，也就成為理所當然的選擇。年輕時期還不覺得，步入中年之後，逐漸為之前的後天失調付出代價。稍微跑個兩圈操場便上氣不接下氣。因而體會到運動的重要性。

　　一開始我是從容易上手的騎車及跑步切入，一段時間下來，心肺功能的確有所改善；但是肌耐力不足始終是我的罩門。不但運動成績無法提升，也容易造成運動傷害。覺得這樣下去雖然有感受到運動帶來的好處，但是也產生了很多不良的副作用，於是有了重訓的想法。

　　在珍珍教練的指導下，開始瞭解到連接身體的最大塊肌群，如髖部、胸部及核心，在現代人長期久坐少站的情況下，逐漸處於休眠的狀態，讓其他部分的肌肉產生代償的效果，持續運動下便會對其他部分的關節，如膝蓋及肩膀產生壓力，甚至疼痛。因此透過正確的重訓動作，重新喚醒這部分的肌群，以達到強化核心肌群，提升運動表現及防止運動傷害的目的。

　　很慶幸自己能碰到這樣一位優秀的教練，她不僅傳授了我很多正確的重訓觀念，也提升了我身體的素質及運動表現。

從企業的經營管理，到身體的健康管理

　　我從未想過自己會成為一位健身教練，但它卻是我迄今為止的人生當中，最美好的一個轉折。

　　我畢業於北一女中、台大工商管理系，畢業之後，順利進入一家我夢寐以求的頂尖外商公司。學生時期也不是多愛運動，求學、求職的路上，都還走在眾人既定印象道路當中的我，「健身教練」從不在我的職涯想像中。但在職場學習爆炸性成長的同時，我的體重卻也逐漸飆升，某次家人脫口而出：「妹妹，有點誇張了耶。」成為我決心透過運動，來改變自我的契機。

　　我迷上了健身，迷上了這件「只要你願意，都能讓自己進步成長」的事情。

　　健身幫助我找回理想體態，但我渴望學習更多訓練知識。我尋著內心的熱情走，週末原本是放鬆休憩的時間，取而代之的是，我選擇潛心在咖啡廳閱讀《運動生理學》、《肌肉解剖學》、《肌力與體能訓練》等厚厚的大部頭專書。漸漸的，自我訓練還不夠，我希望能用我所學，幫助更多人一起改變。

我從身邊的人開始教導起，而在教學裡，我發現了有別於以往的快樂與自我價值。

揮別上班族的角色，我成為「健身教練」的身分。看著學生從初踏入健身房生澀、緊張的神情，再到能自信掌握許多訓練動作，漸漸地，我看著他們力量明顯增長了，體態變好了，他們說，經常性的腰痠背痛減緩了許多。許多人從「不運動族」，建立了規律的運動習慣，擁有了全新的生活樣貌。

我大學主修的項目是企業的經營管理，最終，我卻在身體的健康管理找到歸屬之地。

從帶爸爸訓練的過程中，看見更多使命

後來，不只是單純的一對一教學，我還希望能盡到「推廣」的責任，鼓勵更多人願意嘗試，產生改變。

我在網路上，寫起了帶爸爸訓練的故事。我爸爸是個暢銷的理財作家，也是個從不運動（更何況是所謂「重訓」）的中年大叔。他正是那種，從未想過自己哪天會踏進健身房的典型樣貌，無奈（或說幸運呢）女兒正是一位健身教練，我挾著一股堅定的意志，親自帶領爸爸踏上健身之路。

（啊！其實是他想拒絕也不行）

在這段過程中，爸爸從剛開始對於「健身」的誤解，再到對於訓

練方式的擔憂、害怕，最後卻能認同並找到成就感。然而，雖一度積極，他也曾有懶惰與耍賴的時候（這一部分最為人津津樂道！），但在我給他一個簡單目標「只要持續就好」之後，爸爸維持健身習慣至今，我也確實看見他身體的長足進步。

我在至親家人的改變身上，看見了更多的使命。

我的爸爸，其實代表了一般社會大眾的普遍樣貌。他代表了不理解「訓練肌力」重要性的許多人，還代表了不明白訓練方法的許多人。

如果，我能把道理分享出來，並且鼓勵更多人進行肌力訓練呢？而每個人若能再影響身邊的人，促使更多改變發生，這社會能是什麼樣貌呢？

這本書，正是因為這樣的使命感而誕生。

「人」才是訓練裡最重要的元素

而這是一本不一樣的健身書。我教你進行肌力訓練的系統方法，也會帶你看到真實的學生成長故事。

在商學訓練的出身背景之下，我用帶有系統邏輯性的方式，給你肌力訓練的「方法總論」，力求建立一套清晰的訓練架構。並結合日常實務的教學經驗，給予你最實用的訓練建議。希望你透過本書，就像是有一位教練陪伴在身邊一樣，能有方向、正確進行自我練習。

除此之外，我還寫下了學生深刻的訓練改變歷程。

「人」，才是訓練裡最重要的元素。就像當初寫下爸爸的訓練故事一樣，我相信，唯有透過真實的故事分享（書中主角皆使用化名），你才能知道這是人人都能做到的事情，而你也能在這些主角的描述當中，帶入自己的身體情形，找到專屬於自己的訓練方法。

透過理性與感性的兼備，我希望這本書溫暖、好讀，而且實用。

這不只是一本寫給中年級生的書，更是一本寫給所有年齡層的書。希望你能在我的字裡行間裡，感受到這股細膩、溫暖的陪伴力量。我相信，每個人都能在健身當中找到意義。

希望這本書能幫助你，找到更好的自己，協助你譜寫出更美好的人生。

珍珍（施怡如）

肌力訓練，是送給自己的一項「禮物」

2020 年末，我回到我的高中母校北一女中，向畢業多年的大學姊們，分享肌力訓練的觀念與重要性。

當時，我有幸認識了一位已經健身五年的七十八歲女士。她個性活潑、身體硬朗，在我的演講上，搶著示範深蹲、棒式等訓練動作。

我看著她，不畏地板也沒鋪設瑜珈墊，在地上撐了好久的平板式，還是眾人呼喚說：「好了，好了。」才一派神色自若地起身。當我談到深蹲，想請她上台簡單示範一下時，她主動加碼，很可愛地在我解說時，連續蹲了許多個，一邊說著：「我的深蹲是做得不錯。」

這讓我想起，我見過許多六十多歲的民眾，在還沒訓練之前，已經很難自如的從地上爬起來，總需小心攙扶周邊物品。然而，在學姊身上，她卻能靈活地做出許多動作，我看見她的神采奕奕與活力，沒太多衰老的痕跡。

在陪伴民眾，教導肌力訓練的過程當中，我確實在教學場合見過太多年齡相近的人，身體狀況卻有著天差地別。

許多人在工作、家庭等的壓力之下，鮮少活動，年紀雖然還不算大，體力卻真的明顯衰退。反觀，有些人從外觀上根本看不出年紀，體態、精神輕易地比同年紀的人更佳，還能經常進行各種登山、長跑、甚至是體操等多元的運動。

而年齡越長，差距則更是明顯。許多中年級生，身體素質和力量表現，都比沒在運動的年輕人更好，即便對於強度較高的訓練，也都有辦法完成，讓人驚豔。但也有許多人，已有身體各處的疼痛，伴隨略為駝背，看起來較顯老態。

我想這樣的差別歸因於，他們是否有維持身體訓練、注重健康習慣的建立，最重要的是，能否長期堅持。

一次，我在書上讀到一個理論，叫做「穿隧效應」。

指的是開鑿隧道的過程中，一開始進展緩慢，還越挖越黑暗，以至於意志不堅的人，通常都會半途而廢，而無所收穫。但能在黑暗當中持續堅持下去，忍過還沒有立即回饋期的人，最終才能看到，隧道的盡頭處，真的有光。

讀到這個理論的當下，我心裡砰然巨響：「是啊！肌力訓練不就是如此嗎？」

訓練確實不那麼容易，它需要你經歷一些辛苦，需要知識、方法，還需要給身體足夠久的時間和耐心，才能慢慢看見訓練所帶來的巨大差異。

但若我們能堅持，那隧道盡頭處的光，是我們都能擁有對於身體的主控權。在學生身上，我一再一再看到的是，我們在什麼樣的年紀，能夠用什麼樣的身體狀態活著，是我們可以主動影響，並且產生改變的。

我相信，面對身體不可避免的衰退，面對所有未知、可能產生的病痛，我們會知道，「肌力訓練」至少是一種我們能積極作為的辦法。只要前進，總有收穫。

也許，你正想要踏上這條名為「肌力訓練」的隧道，但不知道入口，又或許你已經踏上，但感到迷失方向，這本書正是為此而寫。

本書共分為五章。在第一章，我們會先看到三則學生改變的故事，希望你能從中看見自己、甚至是身旁人的模樣，找到肌力訓練與我們的深切連結，並得到動機與力量。

第二、三、四章最為主要。在第二、三章當中，我寫下肌力訓練的觀念與方法架構，並實際示範訓練動作，教導你安排訓練課表，幫助你進行正確、有效的自我練習。建立了方法總論之後，在第四章裡，我則透過不同學生的身體狀況分享，深入剖析要如何應變與對症加強，希望幫助你改善自己的身體議題。

而在最後的第五章，則會給予你開始訓練之後，有別於訓練方法外的實用建議，期許你能帶著這些提醒，真正上路。

演講後，我詢問了那位七十八歲的學姊，五年前開始健身、進行肌力訓練的動機是什麼？她說，是因為想要送給自己一個禮物。

是啊，健身是一項禮物，不論你現在幾歲，它都可以讓我們變得更好。

這本關於肌力訓練的書，也是一個我獻給你的禮物。隧道的盡頭有光，就讓我們一起穿越。

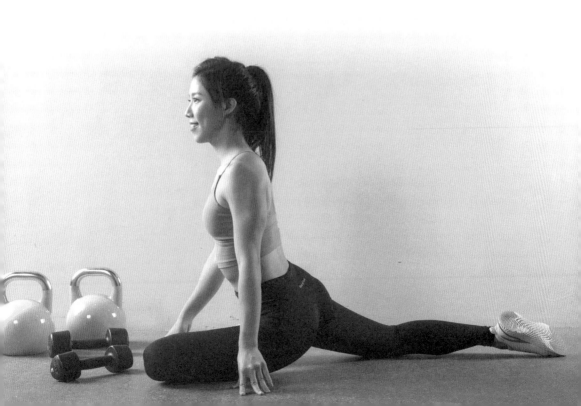

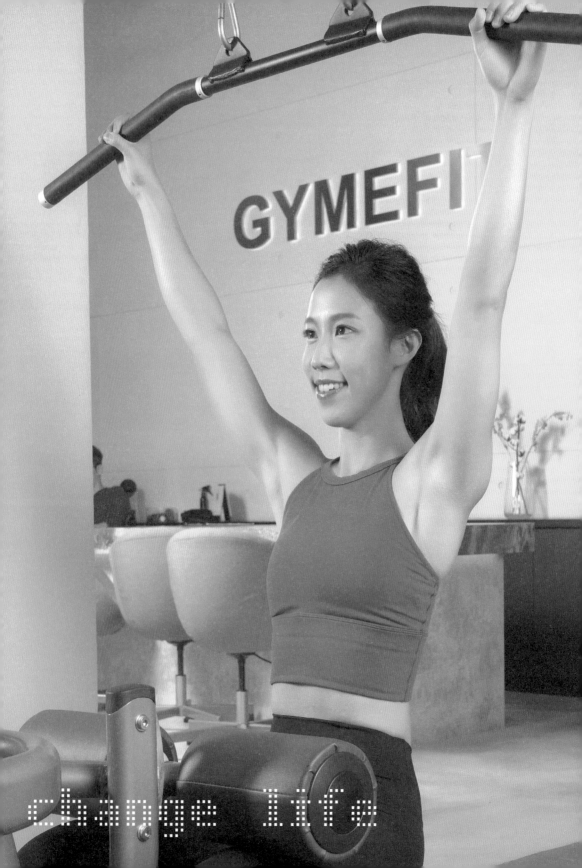

第一章

翻轉
肌力的故事

在第一章，將帶大家看到三則學生改變的故事。他們在不同的人生階段，因著不同的原因而開始嘗試訓練，正代表了不同族群的典型模樣。你會看到，他們在訓練前，都經歷過猶豫與害怕，然而，隨著逐步的嘗試，並循著相同的訓練法則，最後，他們都成功改善了自己的狀況，甚至得到更多未曾想像過的美好改變。

因為五十肩，
開始踏入健身房的爸爸

　　每年過年，是我們家難得一起踏青出遊的日子。記得有一年，我們去爬了桃園的東眼山，這是一座適合家族出遊、難度不高的山。

　　身為健身教練的我，總是不自覺地大步走在前頭。可能是平常在健身房做慣了腿部訓練，這些步道階梯對我來說挑戰實在不大，但那天，我叫自己慢下來，停下來等等爸媽。

　　我看到爸爸揹著一個不太重的包包，扶著腰慢慢踏上坡度還算平緩的階梯，腳上還穿著那雙以前為了足底筋膜炎而買的特製運動鞋。

　　「欸，我們休息一下吧，而且腰真的有點痠啊！」爸爸喘氣說著，還一臉故作鎮定貌。

　　不過其實我們根本沒有爬多久，東眼山的坡度也實在不太陡。爸爸身上的包包，也差不多只是一個保溫杯的重量。

皇帝殿到東眼山的距離，我與爸爸的距離

爸爸不是一個常運動的人，記憶所及，我們還比較常看展覽。但記得小時候有一次，爸爸帶著小學四年級的我爬新北市的皇帝殿。

皇帝殿有什麼風景我早已不記得了，我只記得它的「難如登天」。皇帝殿最有名的地方，是有一段最高峰的部分需要手腳並用才能爬行通過，但對我來說，重點根本不是那一段，而是為了到達那段區域，有一段好長好長，長到根本不知道什麼時候會結束的階梯要爬！我還記得我抬頭望，爸爸指向最靠近天空的點說，那邊就是了！

接下來，我只記得我爬到賭氣在哭，覺得階梯也未免太多了，我好累，可不可以不要爬了？然後爸爸沿途鼓勵著我，牽著我的手往上爬到皇帝殿的頂峰。

十六年後，我不是那個半哭半鬧被帶上山的小女兒，而是走在前頭，卻回頭望著爸爸接近六十歲的體力已經大幅下滑的大人了。

從那之後，我一直希望能運用我所學，如果我的志業就是讓人更健康，我的爸爸媽媽，當然是我最希望握在手心裡照顧的人。

但是！事情當然沒有順暢發展的，就算我帶著滿腔熱情想要讓爸爸更好，但他並沒有一口答應、開始踏入健身房！畢竟健身對於爸爸而言，似乎還得跨越很大一步。他總有諸多忙碌理由，一次次推辭。

五十肩，意外開啟了爸爸的運動之路

直到有天爸爸把我叫到他的書房，面有難色的跟我說，他最近犯了五十肩，連穿立領的 Polo 衫，要做出抬手翻領、套頭的動作時，都會痛到飆淚，而停車時要伸手刷悠遊卡，這種平常想都沒想到的簡單動作，也很吃力。

我感到錯愕與心疼，同時也感到氣惱。如果我們早個一兩年開始，是不是就不會遇上這個情況呢？不過，這場五十肩之亂，回頭望也有它的重要意義。五十肩是一場苦難也是一項禮物。這一痛，成為爸爸踏上健身之路的轉捩點。

當身體有明確的「疼痛」狀況時，當然不適合貿然進行訓練。我先帶爸爸看了物理治療師，在整個物理治療的過程中，治療師會透過不同的動作檢測，找出問題的根源，並且利用徒手或儀器治療等方式緩解疼痛的狀況。

除此之外，我們花了最大多數的時間「進行運動」。雖然爸爸的症狀是手一抬高就會疼痛不已，但物理治療師在當下，並不是訓練爸爸手往上抬的動作，反而是做了許多由前往後拉的動作，雖然這些訓練跟抬手沒什麼關係，但神奇地，爸爸做完之後，發現手反而可以往上舉得更順了，疼痛感也明顯緩解。

爸爸這才發現，原來我的女兒不是跟我開玩笑的。老爸認真地跟著治療師，拿著彈力帶揮舞雙臂、下蹲、躺在地上進行呼吸訓練等，

當時我在一旁，也覺得不可思議，老爸現在是在運動嗎？這一切真的發生了啊！

期間爸爸被各種解釋與動作訓練搞得有點頭暈，我老神在在地說：「物理治療師是在說給我聽的啦，你放心，我們開始上課的時候，我就會帶你練習這些動作。」

心急著想要讓五十肩獲得改善的爸爸，就在隔週，真的第一次踏進健身房了。

從害怕踏入健身房，到自在的拿起重量訓練

初次要走進健身房的爸爸，其實是很緊張又不安的。

許多人想到健身，都會想到大多數是年輕人拼命秀出鮮明的肌肉線條，或者齜牙咧嘴拿起很重的啞鈴，總讓人覺得很有距離感。

爸爸也不例外。在老爸的心裡，他既沒有要追求那種身材樣貌（他總是「恬不知恥」的大嗑一整罐花生，我好心勸導一下，總會得到一句「你管我」的回絕），或者會說：「都這麼老了，別整我了吧！」沒事怎麼會想去拿重量，讓自己這麼辛苦呢！

更重要的是，很久沒有運動的爸爸，對於自己的身體能力沒有信心。健身房是一個陌生的場合，跟許多人一樣，他擔心自己做不好，也做不來。跨出第一步，對他們來說總是最難。

不過，為了要讓自己的五十肩快快好起來，踏進健身房變成爸爸的新生活。而且還不只如此，原本我計畫先讓他一週一次訓練，心理上能慢慢適應，但他居然主動請我開作業，讓他在家裡每天都能夠多多練習。

　　爸爸最初期的運動項目，只需要一張瑜珈墊、一條彈力帶，從很輕度的練習開始，逐步進階成使用啞鈴、更多健身房的器材來訓練。三、四個月後，他左手已經能順暢舉至受傷前差不多的程度。一年多後，我們的運動形式越來越多樣化，他能夠做的重量也越來越重了！甚至會因為能夠挑戰、解鎖新動作而感到開心，也有朋友說他的肚子變小了，看起來更有精神。

　　現在的爸爸，已經可以快速套上他最愛的那幾件 Polo 衫，出門去進行他的日常活動，開車以悠遊卡刷出停車場時，他伸出手臂已經不會再有停頓或遲疑。如此活動自如的能力，對他來說，曾經一度不是那麼理所當然。

　　當初不覺得自己需要變成席維斯史特龍（也確實沒這麼容易啦！），但五十肩恢復了許多，而肚腩還控制在一樣的廣度，甚至有減少一點點，就夠好了。

　　至此，運動開始不再是遙不可及（或從未有過興趣）的領域，也不只是為了身材或只是挑戰重量，而是透過運動，持續一步一腳印的讓身體機能恢復，維持它應有的樣子，甚至再變得更好。

珍珍教練的 *40+50+60+*
增肌慢老重訓課

跨越內心的障礙，也跨過了腳邊的障礙

最近，他還跟我說，有一天他跟媽媽走在路上，有一個年輕小伙子大概沒踩好自己的滑板，腳上的滑板突然猝不及防的朝他失控衝過來，在一個迅雷不及掩耳，他自己都沒意識到的瞬間，往前跨了一大步，快速跳了開來。

爸爸活靈活現的在健身房重現給我看。

老實說，我長大以來，似乎從沒看過他大步往前跳的樣子。回首剛進健身房，他在走弓箭步時，踩著小小吃力步伐，對比今天，他重演當下矯健身手，跳跨了好大一步的樣貌，我其實慶幸，那場五十肩帶領爸爸開始這段健身旅程，而我們找回了他身體更好、更有力量的樣貌。

不再跌倒、腰痠背痛
的花市老闆娘

陳麗芳是一位花市老闆娘，六十二歲。會開始健身是在家人持續說服的壓力下，才終於踏出這一步。而這股壓力，來自於家人擔心她經常性跌倒的狀況。

「哎，我的『跌倒』，在工作場合可是出了名的。」前來諮詢時，她這麼告訴我。她說，騎腳踏車的時候，如果要一腳踩地定住時，要是沒注意好，一定是「趴！」一聲的往前跌倒，也有好幾次，在花市的眾目睽睽之下，一個跟蹌就會往前跌。「從來就沒有只是絆一下這種事，只要稍一個不穩，大概就是往前趴或往後倒了。」

她還告訴我，在她家與花市中間的一條人行道上，有著一條大約大腿高度的鐵鍊，以前她總是會低下身來，用手拉高鐵鍊，彎腰到鐵鍊底下再慢慢通過，從來不敢單腳跨過去。看似很簡單的一關，對於她來說，卻總是跨不過。

年紀大了，就一定容易跌倒？

如同許多上了些年紀的人一樣，陳麗芳原本也認為，經常性的跌倒就是「老了」一定會伴隨的情況，除了不小心，再加上平衡感變差所導致。

其實，經常摔倒、無法單腳跨越東西，甚至在上蹲式廁所時，一定要抓住輔助架才能慢慢站起來，這些都是很典型的腿部肌力流失的情況。我們的身體就像是臉老了會產生皺紋一樣，膠原蛋白會流失，身體的肌肉量也會流失，逐漸一點一滴的掉肌肉，就帶來了力氣下滑、力不從心等狀況。

但透過積極且持續的訓練，便能帶來明顯的改善。就好像勤擦保養品可以延緩肌膚老化速度一樣，多多進行肌力訓練，也可以想像成餵身體喝青春露，可以延緩肌肉的流失。

然而，即使家人一直說服她，但對於這滿是年輕人的健身場合，她還是半信半疑，不曉得訓練可以怎麼幫助她。

延遲了一兩年，終於在最近一次的大跌倒之後（幸而沒有太大傷害，只是當時頭腫了一大包），提醒她實在該做點改變了，雖然心裡還是有很大的疑惑與恐懼，但她還是讓自己進一次健身房試試看。

也幸好她開始了，因為肌力訓練給她的巨大改變，總讓她開玩笑跟我嘆息著：「要是我再早點開始，多好！」

鍛鍊三個月，感受到雙腿變有力了

我們一開始的訓練目標非常明確，就是好好加強她的腿部肌力，讓她在這些日常生活的情境當中，都能輕鬆無虞。

剛開始，上健身課對她來說，確實很辛苦。以前她也曾上過瑜伽課等人數較多的團體課，但總縮在教室後方，對於練習不求甚解，甚至害怕被老師「關心」，這是第一次有人手把手細細地指導她。

她屬於「不太喊苦」的學生。初期我們循序漸進，安排比較簡易的訓練動作，但即使動作不複雜、負荷也不算大，但我能看見，要適應這樣的練習內容，確實對她來說還是挺吃力。

隨著我們開始訓練的三、四個月後，那條當初她提到的鐵鍊線，成為了力量成長的里程碑，是一條判斷是否有力氣的基準。

現在，陳麗芳總很期待，上班路程中跨越鐵鍊的時刻。她驕傲跟我說，現在可以單腳站得氣定神閒，甚至穿褲子時也不用坐在床沿，單腳站著就可以順暢穿上。

這些時刻，就像是在對自己證明，她能夠跨越那條身體持續衰老的界線。

健身房的訓練，讓她克服了生活的大小戰場

還有一次，她眉飛色舞的跟我說，那天在花市又不小心踢到東西絆一下（讓我說句話，花市怎麼挑戰這麼多！），但是下一刻，她就另一隻腳踩住「身體就直直插在地上，像個竿子！」旁邊的人都傻了，不是因為覺得危險而嚇傻的，而是根據過往對她的印象，若是這麼一個小跌跤，一定只有往前或往後趴在地上的份。但如今的她，居然可以另一隻腳接住自己。

在這個差點跌倒的瞬間，身體沒有辦法在那麼短的瞬間思考，不像是在健身房一樣屏氣凝神對抗重量，但隨著訓練累積出來的力量，讓她在反射動作之下，都有足夠的力氣反應。

眾人愣一下過後，年輕人立刻接著說，「欸～大姊，你現在不一樣哦！是不是有偷練什麼？」

從小驚訝恢復，卻掩不住嘴角一抹微笑的她，其實沒有跟大家公布說她已經運動好一陣子了。大家不知道她一週辛勤運動兩次，是跨越了多久的心理障礙才開始的，不過，身體的改變大家都看到了。

這場如「英雄般」的故事，被她樂此不疲的說過好幾次。有人說生活即戰場，她的戰場很可愛，路邊的鐵鍊、早晨穿褲子的時候、花市那些稍稍又絆一跤的瞬間。每個戰場都證明了自己的身體比以前還要更強壯。

腰痠背痛不再是常態

在花市裡，有時會有需要勞力活的時刻，像是把一籃籃的花或花器搬挪給顧客。自詡為已經六十幾歲「老太婆」的她，以前這些粗重活絕對不會自己來，「我少搬點東西，反正大概也沒什麼力氣，要是哪裡受傷大家還要照顧我。」

但也許是在健身房挑戰重量習慣了，她想，如果在健身房能夠做的動作變多了，操作的重量變重了，那麼這些時刻，大概也可以試試看吧！

於是，她開始越來越常幫忙，這些勞動時刻，似乎都是證明自己的機會。後來發現這些重量她都拿得動，力氣也使得上，而且做這些動作時，其實也是檢視自己動作的時刻。以前她喜歡彎腰直接往前去搬取重物，十幾年下來，都是用「腰」搬東西，也不覺得有什麼奇怪，以為腰痠背痛就是常態。

但我們一次次在健身房提醒搬東西的原則之下，她開始知道了，屁股要往下蹲，叫大腿的力氣出來工作，肚子那邊要有一股「力」來定住身體，讓上半身不要一直往前彎腰，避免後腰部的負擔太大。

「教練，這個是幾公斤？」她剛剛做完十下的「背槓深蹲」這個動作，想問我，剛才我幫她架的重量是多重。

「是三十公斤，哇，你已經可以扛自己的一半體重來做深蹲了耶，厲害哦！」

我看到她含蓄的點了個頭，但掩不住臉上開心的神情。我知道，這一次練完，她晚上回家一定會跟老公、兒子，炫耀今天的成績。

　　我差點忘記，剛進健身房時，她幾乎不是這個強壯、喜歡挑戰的樣子，這是她為自己所寫下的勝利篇章。從她的故事當中，我更深信，「肌力訓練」能讓我們為自己賦予更多能力，而這些能力，能帶給你生活中的自在與自信。

意外找回腰身與活力的高階主管

　　他叫做王志明，四十五歲，是一位公司的高階主管。我想，會議室如戰場的他，大場面應該看過很多吧！但他臉上，首次踏進健身房的生澀與緊張情緒顯而易見。

　　在他身上，似乎看到了這個年齡層的縮影。身為事業小有成就的職場主管，每天要處理的工作量龐大，加上子女還在求學階段，得同時承受工作、家庭、經濟等各方面的壓力，似乎很久沒有好好照顧自己，一不留意，就大概十幾、二十年沒有好好運動了。

　　他說網路的資訊接觸久了，也知道運動的重要性。而且開始明顯感受到體力下滑，儘管知道應該要即早開始，但最後還是因為一個最實際的原因開始運動，「以前我都是瘦瘦的，但中年以後，雖然身體還是偏瘦，但肚子真的越來越大了！」

　　是真的，有許多年輕時得意於吃不胖的男性、女性，不敵年齡增加帶來的代謝下降，而且長期沒有注意飲食，也沒有運動習慣的情況之下，腰邊肉是一定會漸漸浮出的。

雖然平常的穿著很好藏肉，但還是為中年肚腩感到困擾的他，總在睡前照著網路上看到的片段資訊，做個幾十來個的仰臥起坐。

「你知道肚子想要小一點，絕對不是做仰臥起坐嗎？」我看著他的眼睛笑著問。「真的嗎？哎，還好我後來也沒做了。」

年輕時曾受椎間盤突出困擾的他，可能是姿勢錯誤，控制不良，在訓練後總是感到腰不舒服，怕會受傷的情況下，自然也停止了。

在減肥之前，先找回身體的能力

透過運動來減重，需要足夠的強度才能給身體帶來變化，但大部分已經久未運動的學生，其實身體都還沒有準備好面對這樣高強度的運動。

雖然王志明是因為想改善體態才踏入健身房，但也同時發現自己的體能真的逐年下滑，腰痠背痛、身體僵緊，心知不能再這樣下去的他，開始健身，而這就是一場重新認識身體，拾回身體能力的過程。

我們先從棒式開始，只有雙手前臂、兩腳前腳掌撐地，但身體需要保持平行於地板，腰部不能往下塌陷，一開始就令他吃足苦頭。

「原來這個這麼難呀！常常看到別人在說這個動作。」

我將動作修改得更簡單一點，引導他感受腹部這邊的核心肌群出力的感覺，慢慢的他能夠掌握，也才發現，若是核心沒有正確出力，

過往胡亂做仰臥起坐時的腰痛便會出現。

「真的耶！我肚子一鬆掉，想要塌往地板，腰痛就出現了！我真的該好好練。」

再到更多腿部練習，長期辦公室久坐、甚至需長時間開車的習慣，讓他的髖關節就像是年久失修的機械一樣，初期沒辦法移動很大的範圍，站立時，單腳膝蓋要抬高至腹部位置就已不容易，逐漸增加難度時，也苦惱於無法達成標準的樣子。

不過，就像是未琢磨的玉一樣，我戲稱他是被耽誤的運動員。多年的工作似乎只是幫他披了層不擅於運動、身體素質低落的紗，在逐次上課的練習中，當年馳騁球場的影子逐漸顯現。慢慢的他動作越做越好，腿抬得順了，弓箭步可以跨大步，背部訓練總能正確意識到身體聳肩的問題，並且能夠自主調整。

不止如此，上課時，他總會提出許多疑問，在反覆確認的過程中，也逐漸學會怎麼自己調整動作。我在心中想像，這樣一位高階主管，在熟悉的領域主宰久了，其實早已離學習新事物很遠，而我看見「健身」又燃起當年充滿學習鬥志的他。

所以我常認為，健身的意義遠不只你原本的想像。除了帶你減重、找回身體健康之外，這也是一趟關乎「練習」、關乎「再度打開自我，接納新事物」的歷程，它也能將你過往那些最好的面向帶出來，包括「自律」與「自我要求」的能力。

利用 KPI 管理自己

其實，雖然在上課時展現積極模樣，但他並沒有在第一次體驗重量訓練之後就開始健身計畫，反而因為家裡裝潢、工作轉換、疫情等因素，延遲了半年左右。

有許多人都會認為「等生活、工作狀況完全準備好再開始吧！」，但絕大多數的人再也沒有開始過，而我不確定他是否會成為其中一員。

幸好，最終我們還是開始健身了！後來我細想，原因大概在於，每次他要再次延期，都會自己說出一個至少還能追蹤的延期時間點，例如「家裡裝潢完」、「過年後」、「兩個月過後」，雖有數次，但如果已經有約略期限，大多數人傾向不要食言，因此能提高真的開始運動的機率。

在我們開始一週一次的健身課之後，我也確實佩服於他的自我要求，以及能夠持續執行的自律能力。

在我們剛開始上課時，他很主動地問我，是不是要訂定一個時間，在時限前檢討是否有瘦到目標的公斤數或體脂率？我聽到時，在心底微微一笑。透過明確的目標制定，的確可以激發出動力與執行的紀律。然而，他會主動提出，顯然是把經營公司、管理部門時，常用的 KPI 制度（Key Performance Index 關鍵績效指標）也一起拿來管理自己了！

當時我心想：「好的，該是時候可以出招了！」我們列了明確的行動計畫，不只是要規律的上課，我還要求他一週要額外自主運動，還有飲食要如何改善的明確方針。

　　而身為主管，習慣高度自律的他，也確實是一名好學生。他課前會提早二十分鐘，先完成暖身作業，課後希望我將上課內容拍攝給他，讓他回去複習。而他也真的報名了家裡附近的健身房，在一週一次的上課之餘，也開始嘗試自主訓練，每週會自己到健身房報到 2 ～ 3 次。

　　飲食方面，他先從老婆的煮菜手法影響起，將我在課堂教導他的飲食方針轉分享給太太，也更換早餐的選項、明確知道飯量大約吃多少才不過量、炒菜加入蛋或肉類，增加蛋白質的攝取，甚至帶著青春期的女兒一起進行更健康的飲食，避免體重增加過快。全家開始飲食變得健康，而他也漸漸養成去健身房的習慣。

　　有一種學生，他們不缺執行的能力，只要你把方向與該遵循的事情清楚列在他們眼前，有不足的地方，他們就會去補上，你再多指引一個地方，他就會大步前行，而我們要做的事情只有鼓掌，歡呼要他們繼續努力。

變瘦只是附加價值

後來，他從一週一次的教練課程中畢業，帶著在課堂中學習到的知識與身體能力，持續在健身房自主練習。

我們在課程結束後拍了對比照。頭一次來做評估的時候，他穿的是 Polo 衫與卡其褲，但那紮進皮帶中的衣服，還是稍掩不住肚子。後來，他穿著運動排汗衫與專業的運動短褲，模樣明顯清瘦不少。

「其實我們一下仰臥起坐都沒做欸！」他的腰圍大幅下降，體脂顯著減少。

「對啊，反正你本來就不該練仰臥起坐嘛。」我笑著說。

更重要的是，除了腰圍與體脂數字這樣外顯的成果，他身體能力也確實成長了。長年坐辦公室而僵硬的肢體，開始恢復靈活，逐漸可以掌握許多動作，所拿的重量也逐漸進步。年輕時他在球場展現英姿，現在，即使中年，他也在健身房恢復當年的英勇。

肌力訓練，是為了 讓你擁有更好的人生

　　擁有肌力只是一種手段，我們真正的目的，是想要長久的擁有美好人生。

　　當你很年輕的時候，雖然身體健康也許不是迫在眉睫的要事，但你會希望能馳騁球場不要為膝傷所苦，打造成更理想的體態，讓你能更自信。而當你家庭、事業如日中天時，才開始更能感受到體力不如以往，也希望能有體力陪小孩子玩耍，不要一步步踏上中年肚子發福的都市傳說。當你已屆退休，重心轉換的時候，你也希望身體不要有疼痛，該跑的地方不會是診所或醫院，而是有能力去各種你心之所向的地方遊玩與體驗，並與你珍惜的伴侶和親友一起享受。

　　而持續地鍛鍊身體，是陪伴你完成這些想望的重要元素。

　　「衰老」這一課有一天會來到我們面前，有些人在年輕時因為減肥的目標，而開始辛勤運動，如果方向正確，也踏上了一條名為健康的道路。有些人直至花甲，因為身體的病痛而不得不面對，才重拾身

體的主控權，不再只是隨年齡任其衰老，並且發現，好好照顧自己，也許就是照顧所愛之人的方法。

接下來進入到第二章，我想要邀請你，學會這套方法，一起改寫自己的故事。

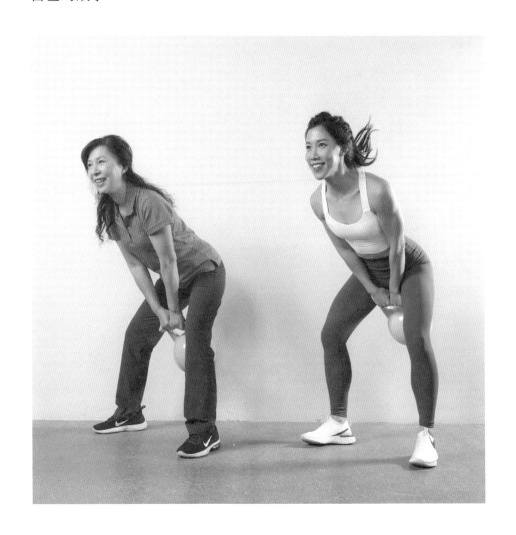

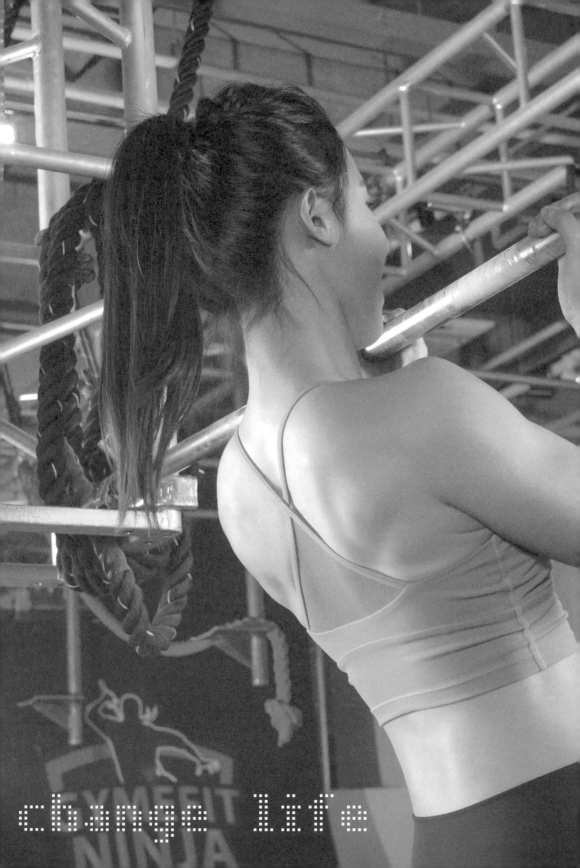

change life

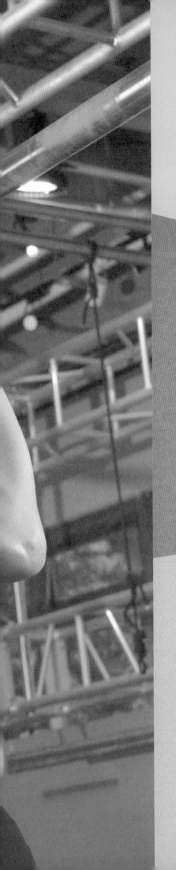

第二章

為什麼要做
肌力訓練？

本章將帶大家瞭解，為什麼「重訓健身」不只
是年輕人追求美好體態的工具，對於四十歲過
後的人，更有其必要性與迫切性。

原來肌力不是理所當然的存在，它會衰退、會
在無形之中慢慢弱化。透過適當的訓練，才能
留住肌力、延緩身體機能衰退，保有「好好生
活」的能力。

九十歲的阿公，
讓我了解肌力訓練的重要

曾經，健身對於我而言，也只是個為追求身材線條的工具。

我開始健身的動機很單純，就跟許多人一樣，是為了體態。我想要減脂，希望那些長時間坐著上班而囤積的脂肪能夠消失。

為此我很辛勤鍛鍊。我能推起越來越重的啞鈴，深蹲時，肩上扛的重量越來越重，甚至超過我的體重，我也漸漸能在單槓上將自己直接拉起來，一下，再來更多下。我的體態真的慢慢變好了，線條開始浮現。我覺得「啊！健身真是太好了啊！」

但有一天，我才發現健身的意義遠不只如此。

健身確實能幫助我們改善體態、減去脂肪，但它最根本的意義，其實是在打造肌力，並培養身體做出各種動作的能力。身材線條，不過是你堅守在這條路上時，伴隨而來的附加價值。

而這個道理，是直到有一天我陪阿公去吃吉野家之後，我才深刻明白……。

一份套餐的重量

吉野家的豬肉丼是我阿公最喜歡的食物。每到週末，爸爸就會帶阿公去吃吉野家，如果爸爸沒有空，就會由小孩子來替代上場。爸爸說幫阿公點豬肉丼套餐，並且特別叮嚀我，要幫阿公把餐盤端到桌子上。

那天阿公在櫃台旁邊一起點完餐，但餐點好了之後，阿公堅持要自己端。我看到阿公端餐盤的樣子，有點顫顫巍巍的，似乎有點吃力，而餐盤也跟著阿公緩慢不穩的腳步微微上下晃動。我很想幫忙，但我最終沒有出手。

我才發現，這一盤吉野家套餐，上面有一碗中的豬丼、一杯紅茶去冰、一盤原味泡菜，原來這一盤對於阿公來說有點重。

我想起我平常在健身房要推、要拉、要拿的重量，我想起我手中提的那些啞鈴跟壺鈴。

「重量」是什麼？對於不同人來說，也許僅是一盤吉野家套餐的重量。

原來單腳站著的力氣，就是肌力

回家之後，我在紗門外脫個鞋，拉開紗窗門，進到客廳滑手機了一陣子，才發現阿公都在紗門外的玄關處一直沒有進來。

阿公在幹嘛？

透過紗窗門一看，原來阿公還穿著那雙球鞋站著，身邊沒有東西可以攙扶，身體重心放在右腳，右腳鞋頭抵著左鞋的腳跟，正試圖把左腳從球鞋裡拔出來。原來阿公已經呈現這個動作好幾分鐘了，可是都還沒有成功將鞋子脫下來。

為什麼呢？我才恍然大悟，那是因為阿公沒有辦法單腳站得很穩。單腳站不穩，就沒辦法好好踩住另一隻鞋，也導致腳拔不出來，鞋子脫不下來。

我想起我平常在健身房的那些訓練，我咬牙揮汗踩著弓箭步，做著各種單腳要站穩的動作（不但要站穩，還要拿著重量，蹲下再站起來！），滿腦子想著的是我想要變瘦，但卻沒想過，單腳站穩的最簡單應用，原來就只是單腳脫鞋。

「肌力」是什麼？那不僅僅是在健身房能扛起重量做弓箭步，也是你在日常生活當中，能夠穩穩單腳站著的力氣。

擁有肌力，原來不是理所當然

我在健身房所拿的重量，我所做的一切訓練，在拉長了人生的時間軸之後，我才看得更加清楚。

那天之後，我會告訴你：

「肌力」就是端起一盤吉野家套餐，並且可以好好端到遠方桌上的力氣。

「肌力」就是穩穩單腳站著，踩著鞋跟把鞋子脫掉的力氣。

這一切聽起來都好簡單，但我卻親眼看見在沒有訓練的阿公身上，這一切都沒這麼理所當然。

我才看見，**訓練最根本的目的，就是在延緩我們身體機能的衰退，並且讓我們保有「好好生活」的能力。**

隨著年齡增長，肌肉會開始流失，肌力會開始下滑，但在訓練當中，我們能透過適當的負荷刺激，來增強我們的肌力，並透過動作的練習，培養日常生活皆無礙的身體能力。

因此，肌力訓練是每一個人都需要，而且刻不容緩的事情。且當你方向正確，並能夠長期持續一項合宜的訓練計畫，在你得到更健康的體魄，減少腰痠背痛的同時，你所希望的身材線條、良好體態，本就是你在這條認真鍛鍊的道路上，會伴隨而來的收穫。

這正是本書想帶給你的肌力訓練精神。

「健身」的常見迷思

迷思一　健身是屬於年輕人的活動？

在我教學過的學生當中，最年輕二十歲，最年長是七十歲。而透過第一章分享的三位學生改變的故事，我也希望你能看見，所謂「健身」絕不是專屬於年輕人的活動，不同年紀的人都有辦法進行，也都能夠從這項運動當中獲得好處。甚至，以延緩肌肉量流失，並能增長肌力的面向來說，年齡越長，越應該要進行這項活動！

更有實驗證實，中年級以上的訓練族群，在健身當中所能得到的進步幅度，跟年輕人是相當的。因此，訓練無所謂合適，也無所謂年齡差異。

迷思二　健身、重量訓練、肌力訓練，這些名詞的區別？

「健身」是一個廣義、定義較模糊的名詞，且會讓人侷限於身材線條的聯想。「重量訓練」（可簡稱「重訓」）則是更好的說法，表達在這項運動當中，我們會利用「重量」等的阻力負荷來進行訓練，也因此有人稱為「阻力訓練」。

然而，此項說法依舊不夠精確。重量、阻力只是一種途徑，肌力才是我們最重要的目的，因此，我會認為「肌力訓練」才是更好的說

法，這本書後續也將大部分採用此表述，有時候，也會直接用「訓練」來做代稱。

迷思三　如果對身材沒有太大追求，大可不必進行訓練？

我常常聽到有些人說：「我沒有想要練壯，有需要進行這種運動嗎？」或相反的，有些民眾見到看似「偏瘦」的人在進行訓練，也會疑惑：「這算保養不錯了吧？也有需要訓練嗎？」但透過前面我阿公的故事，我希望能不攻自破的是，肌力訓練最根本的目的，並不是只為打造身材，以健康的觀點出發，這是每一個人都「適合」且「應該」要適度進行的運動。

然而，有一點需要特別提醒，肌力訓練並不是唯一。對身體健康有益的運動，完整應包含三面向：肌力、心肺適能、柔軟伸展。肌力訓練最針對在打造「肌力」，但如果你平常有在進行游泳、長跑、登山等行為，都對於心肺適能有很好的益處，不需偏廢。而瑜伽等運動，也對於柔軟伸展有一定效果。然而，大多數人最容易忽略「鍛鍊肌力」這個面向，也是為何本書想大力提倡此項運動。

肌力為什麼會衰退？
該如何留住肌力？

　　肌力的衰退機制，實際為何？為什麼一定要透過適當的「負荷」來進行，才能產生效果呢？

肌力的衰退機制

　　身體狀態並不像開關燈採用「切換」的模式，而是有兩種相反的狀態在持續「同時」作用，哪一方勝出，就會帶來不同身體現象。

　　肌力的增長與流失也是這樣。我們的肌肉，無時無刻都有兩種作用在同時發生，一種是「合成作用」，會讓肌肉不停的組合成長，漸漸增加；一種是「分解作用」，肌肉會不停被拆解、流失，肌肉量慢慢減少。

　　這兩種作用，就像是天使與惡魔不停地在拔河一樣，一直在同時進行。肌力的衰退與增強，端看哪一方的作用較強烈。

當「合成作用」大於「分解作用」，就是變強壯的過程。在大約二十五歲以前，我們基本上都是處於這個階段，當時的我們，似乎體能較好，吃東西比較不容易胖，身體恢復速度較快，就是同樣道理。

然而，當我們過了這個巔峰之後，「分解作用」開始經常勝出，當它持續強過「合成作用」，就代表我們的肌肉正在逐漸被分解、流失，也帶來肌力的下滑，身體機能的衰退。這也是為什麼，大家經常覺得某個年紀以後，身體代謝變差，覺得身體狀態不若年輕時代。

而且這個衰退的速度，還不是一條平緩的曲線。大約四十歲過後，每十年我們大約會流失 10% 的肌肉量，但在七十歲過後，則會增加至以每十年減少 15% 的速度衰退著。

雪上加霜的是，身體的自然衰退機制，再伴隨現代人的生活狀態，帶來了更近一步衰退的現象。

當我們從年輕的時候就經常採取坐式的生活型態，持續了數十年，肌肉量又漸漸流失，身體的能力一定大幅下滑。當體能狀況變差，絕大多數人就會更不想「多動」，甚至怕多動之後，反而造成受傷。結果，更少的活動量，代表給身體更少的刺激，又再造成肌肉量流失的速度加快，導致體能再次下滑，這就帶來了惡性的循環。這也是在七、八十歲的銀髮長者身上，常見到「肌少症」發生的原因。

如果都沒有積極主動的作為，我們就像是被「分解作用」這隻看不見的手所主宰著。

肌力訓練之所以重要，就在於它是我們積極主動的最佳方法！我們能透過訓練，來將合成作用「主動提高」，將身體衰退的速度延緩，而非任其急劇上升，這正是肌力訓練存在的原因。

破壞、修復、成長，肌力強化三階段

透過給予「刺激」，讓肌肉的合成作用提高，進而帶來成長，是肌力強化的根本原則。

有一句常見勵志語：「What doesn't kill me makes me stronger.」意即「凡不徹底擊敗我的，必讓我更強壯。」便是最精準的一項描述！人體是一個頑強生物，當你給它足量挑戰，讓它跳脫舒適圈，但又不致過當，就能帶來良好成長。

這個過程，可以用一個簡單的三階段公式來描述：「破壞」→「修復」→「成長」。

破壞階段

　　在身體接受到一定程度的刺激過後，便來到第一階段：「破壞」階段。例如，上完一堂健身課的當下，覺得身體痠痛、疲累，或運動完隔天全身痠痛、鐵腿等等，代表我們正在第一階段，身體的分解作用正在大於合成作用，此時，我們的身體反而變弱了，並不是最強壯的時刻。

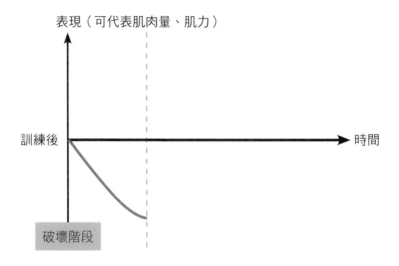

好的刺激與破壞，當然不是無限上綱的！良好的肌力訓練，講究循序漸進地給予適當的刺激，何謂足量又不致過當的負荷刺激？這一部分將會在第三章 p.162，給予更多說明。

修復階段

　　然而，身體不是省油的燈，它要帶領我們衝鋒陷陣，延續生命，勢必能夠絕地重生。被破壞過的肌肉，在經過一段時間的修復過後，合成作用會逐漸開始超越分解作用，來到第二階段：「修復」階段。這時，你會見到下圖當中，身體的肌肉、肌力的表現，已開始從谷底逐漸爬升，並且恢復到訓練時的狀態。

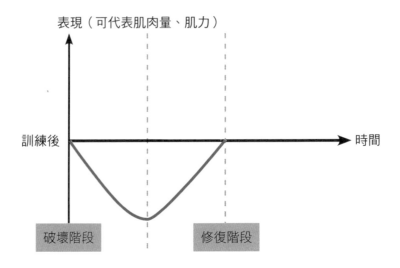

成長階段

　　等到爬升到一定階段，便會超越原本的身體表現，也代表肌肉對於原先的訓練刺激產生「適應」的現象。我們在第三階段，已變得比過去更強壯、有力了。

珍珍教練的 *40⁺50⁺60⁺*
增肌慢老重訓課

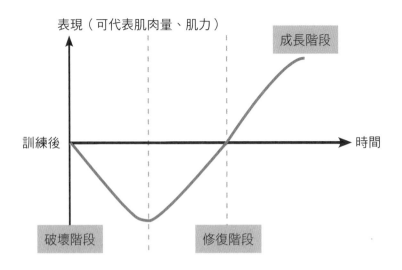

如果希望肌力成長，則一定要經歷此三階段過程。這也是為什麼，有時學生最後跟我說：「做到最後有一點發抖了啊！」我也都只能微笑點點頭的原因。

肌力訓練必定有些辛苦的成分，因為若不是如此，則身體無法轉化來到成長的境界。透過這樣的強化原則，便能幫我們延緩肌力的流失，進而讓肌肉量逆齡增長。

不過，如果只談肌力訓練能如何幫助我們延緩肌力衰退現象，實在也把肌力訓練的好處看單薄了！下一篇，我想綜合在我身上發生的正向改變、我在教學上所遇到的學生回饋，以及不同的研究證實，來告訴你肌力訓練的諸多好處。你一定能在其中看見你所嚮往的改變。

只要開始，
就會感受肌力訓練的好處

　　在本書的一開始，我以「穿隧效應」來譬喻進行肌力訓練的過程，說明了在辛苦的訓練過程中，就像是在穿越一條黑暗的隧道一樣，需要一定的堅持與努力，方能見到隧道盡頭的光。

　　不過，這條隧道才不總是那麼伸手不見五指，黯淡無光呢！

　　訓練的好處很多，不只在我身上，我感受到肌力訓練帶給我的巨大變化，作為一個教練，我擔任指引與陪伴者，看著學生們成長改變。透過他們過程中的身體變化、他們的口中，我看見了許許多多的美好風景。

　　我想告訴你，短、中、長期，你有可能在身體、甚至心理上發現的變化。希望透過這樣的描述，給予鼓勵，協助你能長久持續地進行鍛鍊。

短期訓練，你會感受到的身體變化

一、力氣增加

在日常生活當中，明顯感受到更有力，這是肌力訓練帶來最直接的改變。只要持續訓練三、四個月，甚至在更短的時間內，一定有辦法體現這樣的進步。

在第一章當中，我向你分享了約六十歲的花市老闆娘，因為力氣增加所帶來的許多可愛故事。而以我自己的例子來說，在某次煮菜的過程中，我驚訝地發現，以前我都要用兩手一起握重重的中式炒菜鍋，才能移動它，現在居然已經可以輕鬆單手持鍋，也不覺得有什麼困難！

一位原本很瘦的獸醫學生告訴我，她可以自己從架子上拿取比較重的藥品，連搬動「陸龜」這種很重的動物現在也難不倒她。好多位學生在工作場合中，偶爾要幫忙搬動大桶飲用水、書籍等重物，以前都要請別人幫忙，現在發現自己也有力量能主動完成，不用依靠他人協助。

這些生活中的片段時刻，就是在在證明我們「能力增加」的成就感時刻。

二、降低因不良姿勢造成的受傷風險

許多時候，我們也不是沒有那股力氣，但就是不知道怎麼好好運用身體，才導致施力不當而產生受傷風險。

訓練過程中，為了鍛鍊身體各處的肌肉，會進行不同的訓練動作，而透過這些動作模式的練習，我們能學習如何「正確使力」，如此一來，也能避免椎間盤受傷、腳踝韌帶拉傷、膝關節磨損、肩關節發炎等身體受傷的風險。

最明顯的，就是許多學生告訴我，他們知道現在要怎麼從地上拿起重物才不會閃到腰了，都會謹記從屁股先動，多利用腿部力量，而非直接彎腰等不良姿勢。

三、改善體態

既然在訓練時，我們要學習正確的動作模式，那自然能幫助我們時時提醒身體的良好姿勢。

即使只進行了短時間的訓練，身體的肌肉量不可能增長這麼快，但當我們透過訓練，讓我們的大腦找回這股「身體意識」，便能提示自己，知道不可以一直採用過往那些駝背、身體歪斜等錯誤姿勢，進而我們的身體姿態，就有機會在短時間內產生有感變化。

上述，都是你在訓練初期時，能發現的差異性。而若能穩定維持訓練習慣，接下來我要介紹的身體變化，才是最重要的關鍵，也是所謂隧道外的風景！

中、長期訓練，你會感受到的身體變化

一、延緩肌力的下滑

維持並增加肌肉量，延緩肌力的下滑，這正是我們一直在提倡的。隨著年齡增加，身體的「分解作用」會持續強過「合成作用」，但我們能透過肌力訓練來轉化這段過程，帶來肌力的逆齡增加。且肌肉的成長需要時間，透過穩定且持續的鍛鍊，才能帶來較好效果。

二、保護並強化關節

透過適當的阻力，提升肌肉量，並學會正確的出力模式後，能大幅減低關節處的壓力。更進一步的是，關節本身也能得到部分強化。

關節處的軟骨、韌帶、肌腱等軟組織，雖然因為血液供應量較少，身體的養分運輸、廢物代謝的過程較慢，成長速度不如肌肉來得明顯，但長期下來，適量的訓練還是能幫助強化這些組織。

而健康的關節，也能幫助我們的身體保持靈活，行動無礙。

三、改善健檢報告的紅字

不只是一般常見的心肺適能（例如：慢跑、游泳、腳踏車）等運動對於身體有幫助，許多研究證實，進行規律的肌力訓練，對於身體的各項心血管疾病、慢性病等，都有益處。

更重要的是，透過適當的阻力，也能刺激骨質的密度生長。骨質

就像是肌肉一樣，也會同時有「流失」與「再造」兩種現象，透過適量的阻力，能刺激骨質再造，改善中老年人害怕的骨質疏鬆情況。

四、減少腰痠背痛

許多學生在經過一段時間的訓練過後，都會回饋，身體莫名的痠痛減少了，明顯比較不容易腰痠背痛。

其實，太少活動、長期的姿勢不良都容易造成身體這邊痠、那裡緊，而每次運動，都像是重新調校、校準身體的過程。我認為最好的描述，便是「滾石不生苔」，身體保養良方，就是透過經常活動。

五、視覺上看起來更年輕

在長期訓練過後，會改善我們身體的整體肌肉張力，此時，即使不用特別提醒，身體也能自然有較好的姿態。這也是良好訓練下的人，經常看起來較「挺」的原因。

舉例來說，當我們身體的背部肌肉張力增加，有助於改善上半身往前縮胸、「駝背」的現象，帶來「站有站姿」的良好體態，視覺上看來年輕不少。而前側腹部核心的力量強化，也能改善慵懶站姿時，小腹明顯往前突出的姿態，帶來視覺上減輕兩、三公斤的效果。

六、打造身體線條

如果我們的肌肉量較多，自然能幫助我們打造更好的精實線條。以下半身來說，女性族群較容易在意自己的下半身臀、腿部的線條，如果能規律進行訓練，一定能遠離久坐辦公室而逐漸扁塌、橫向發展的臀部，而以男性族群喜歡追求的厚實上半身，透過好好打造肌肉量一途，即能看來更壯碩。

肌力訓練，就是幫助我們成為衣架子的辦法。

七、養成不易胖體質

肌肉量增加，身體的代謝率會增加，代表你的身體本身能消耗的熱量更多，多吃進去的食物熱量，就比較不容易囤積成脂肪，因此比較不易胖。如果偶爾大吃大喝，身材受到的影響，會比別人小。

以我自己的例子來說，即使是出外度假、年節放假等大吃大喝的時刻，體重雖然會有所上升，但恢復的時間也較過往來得快速。許多學生在度假後，重新回歸訓練時，也都發現：「哇，我居然沒怎麼變胖耶！」身為教練的我們，其實認為這樣的「奇蹟」，一點也不讓人驚訝。

更重要的是，肌力訓練不只是能帶來身體層面的變化，對於其他面向上，也有潛移默化的影響。

肌力訓練的其他好處

一、給予大腦刺激，增加認知能力

許多研究顯示，肌力訓練對提升大腦的認知能力，也有所益處。

訓練本就是一場關於「學習」的過程。我們要學會認識並感知身體，面對複雜的動作形式，必須透過不停的反覆練習，來讓身體、大腦記住。在這些過程中，就會強化我們神經系統的連結，不停刺激大腦，延緩腦部的退化。

我曾有一名六十八歲的學生，除了鍛鍊身體之外，也帶著這樣的期許來上課，希望自己能透過持續學習，讓大腦常保「新鮮」。

二、減少老後的醫療照護成本

若從實際的金錢層面來剖析，透過多多訓練，自主加強身體能力，我們有可能省去將來的醫療、看護、長期照護等成本費用。

短期來看，訓練需要花費時間成本，健身房、課程等金錢成本，但當我們將人生的時間軸拉長，將目光放遠至幾十年以後（也或許有些人已面臨此階段），長期來看，也許有機會為我們省去將來可能的龐大醫療支出。

三、培養出更多的良好生活習慣

訓練習慣的建立，會產生正向的漣漪，激發出更多良好習慣的建立。

我看見許多學生，為了在辛苦訓練後，達到最好的身體成長效果，也一併改進其他的生活習慣。舉凡改進飲食內容、增加蛋白質的分量、減少精緻碳水化合物的攝取，再到注意自己是否每天有多加喝水，甚至在睡眠時間上也會有所調整。

從而，你能夠更全面地，來到更健康的生活型態！

四、建立自我信心

「健身就是健心」，我相信，在透過訓練建立自我身體能力的同時，我們也能建立出自我信心。

我們可以從身體的力量進步上找到成就感，從體態的變化上得到成就感，或甚至單純因為自己長久維持了這個習慣而得到成就感，我們可以透過各個小面向，找到幫自己拍拍手的機會。

我在學生身上，不斷地見到這樣的美好故事。他們告訴我，「覺得自己變得更好了」，我想，那是因為透過訓練，我們一直在實踐自己，而這是一場「只要努力，就可以進步」的美好過程。

我希望，我們都能因為訓練，而更喜歡自己。

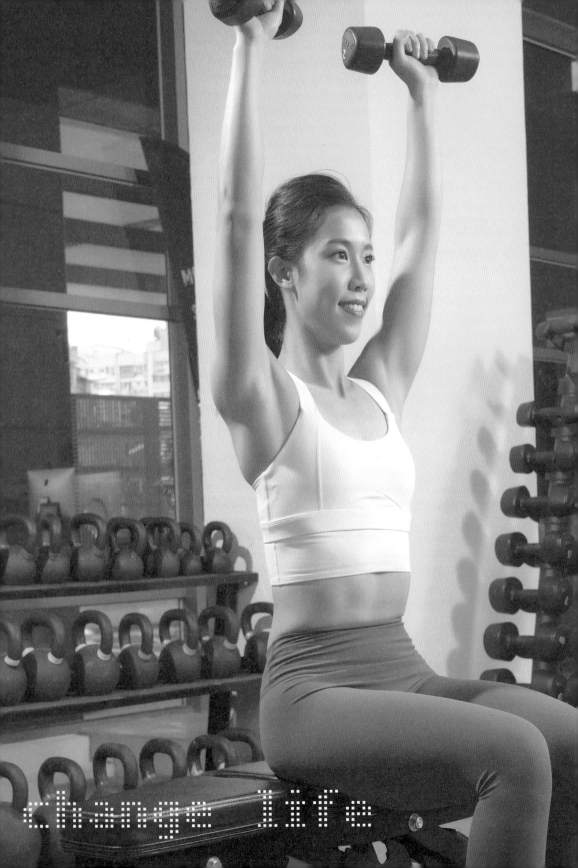

change life

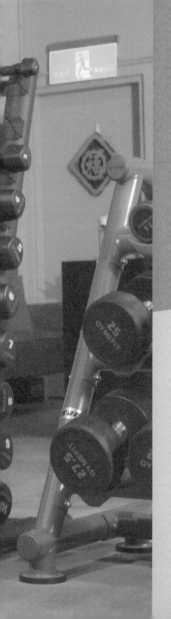

第三章

從零開始的
肌力訓練課

肌力訓練是什麼？該如何開始？
本書將告訴你肌力訓練的兩大元素、訓練的四
大動作模式、動作挑選的三大原則，有了肌力
訓練的「基本藍圖」，即使鮮少運動、從未接
觸過重訓的人，也能逐步上手。

走路、爬山很好，
但都不算肌力訓練

「爸爸，你穿著藍白拖從南京東路五段慢步到二段，順道去吃福勝亭的炸豬排飯，最後走回家，雖然有達到走萬步，但這不算是腿部的肌力訓練啦！」

「我已經有多走動了，這樣不算練到腿力嗎？」爸爸很驚訝，他以為這樣的運動量，對他來說很夠了。

走路是一項非常好的活動，但它並不是肌力訓練，也無法取代肌力訓練。

從某一年開始，爸爸養成了晚上去附近國小走操場，或者是藉由外出吃晚餐的機會，完成「每日走萬步」的習慣（但都穿著令人感到很消極的藍白拖啊！）。不只爸爸，在我過往演講的經驗當中，也常有民眾表示每天會進行至少 30 ～ 60 分鐘的走路活動，部分族群則利用上下班的通勤時間，多多騎 Ubike 增加每日活動量，也些人會在假日登山，進行慢跑。

這些都是培養運動習慣非常好的方式。當時的爸爸，願意有這樣的習慣改變，已非常值得鼓勵！相比於長期只採取「坐著」的生活型態，能多多進行這類型的活動，就代表你是已經踏上運動之路的人。

然而，若我們在對抗的是隨著年齡下滑的肌力流失、因為長期坐式生活而鮮少鍛鍊的身體能力，甚至是改善身材線條較不緊實的鬆垮感，走路、常見的慢跑、腳踏車等等運動，都無法取代肌力訓練。

肌力訓練的兩大重點

真正有效果的肌力訓練，一定要包含兩大重要元素：

1 足夠的阻力負荷
2 多元的動作模式

讓我們用這兩大要素，檢視為何走路，甚至是腳踏車、慢跑等運動，無法取代肌力訓練，無法最好地增加腿力呢？

重點一：足夠的阻力負荷

肌力成長需經歷「破壞」→「修復」→「成長」的過程，若要有效增長肌力，則一定要透過足夠的阻力，給予肌肉微破壞的效果，才能促使肌肉產生適應、變強的現象。

走路

　　走路對於腿部的刺激並不大。對於久未活動的人，走路有可能在一開始造成腿部肌肉痠痛，但很快身體就會適應此強度，接下來，走路的強度便低到不足以再產生新的刺激。當刺激不夠，就不會繼續激起「破壞 → 修復 → 成長」的正向成長循環（如下圖）。

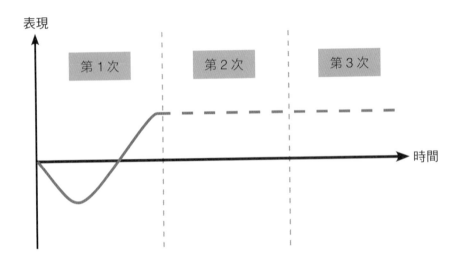

　　當身體的正成長不夠，便無法敵過年齡增加所帶來的負向衰退速度。也因此，走路雖然是一項很好的活動，但並不足以帶來好的肌力成長效果，甚至連「維持」都會有點難度。

　　然而，肌力訓練的好處在於，給予身體的負荷刺激能不停調整，因此不會產生停滯的現象。當身體適應之後，我們可以透過更換動作、改變拿取的重量、或操作更多次數來給身體新的刺激（如右圖）。

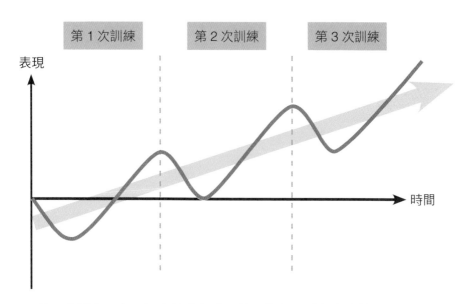

第1次訓練　　　　第2次訓練　　　　第3次訓練

表現

時間

＊註：此圖為示意，肌力的成長並不是一條無限增長的直線，長期來看，
　　　會漸趨緩和。

慢跑、腳踏車等類型的運動

　　許多人會好奇，腳踏車、跑步，甚至是飛輪、登山等活動，也很容易造成「腳痠」，難道對於腿部沒有鍛鍊效果嗎？

　　當然可以，初期還是能增長部分肌力，但長期來看，效果還是有限。且這類型運動與肌力訓練強調的重點不同。

　　跑步、飛輪等活動，通常是有節律的操作一種動作，不停反覆、持續長時間進行，可達三十分鐘以上或數小時。當身體需要進行這樣長時間的活動時，就會大量動用到氧氣的交換來為身體製造能量（「有氧運動」因而得名），讓我們有辦法持續下去。身體需要繼續

適應的，反而是持續不斷交換氧氣的心肺能力。也因此，這類型運動更強調「心肺適能」的提升。

然而，正因為講究長時間的持續性，對於肌肉的「重量刺激」則不足。

舉例來說，慢跑一分鐘可以跑大約 150 步，這樣重複的跑步動作，雖然也有運用到下肢肌肉，但只要控制自己的身體即可，並未有額外負荷。當一開始肌肉的耐力不足，自身的體重確實就能對於腿部產生刺激，並帶來肌肉增長。但很快身體又會再產生適應，自身體重不足以造成新刺激，一樣對於肌力增長的效果不彰。

肌力訓練則完全是另一種作法。肌力訓練經常使用額外的器材當作阻力，既然負荷夠重，能持續的時間（或能操作的次數）就相對減少。整體動作時間，大約只會持續一分鐘到兩分鐘（視不同動作、重量而定），間隔適當的簡短休息後，再次進行訓練，以此重複的循環來刺激肌肉生長。

因此，肌力訓練與心肺適能運動，重點不同，並不能互相替代。後者因為操作上與設備準備上都較簡單，是一般人較常進行的，肌力訓練卻是大家較常忽略，需要好好學習的運動項目。

重點二：多元的動作模式

肌力訓練並不只關乎重量負荷，多元的動作模式，更是其中一大重點。

現代人身體能力退化的最大元兇，在於我們長期只維持單一「坐著」的動作姿勢，肌力訓練便會藉由各項不同的動作模式練習，來補足這些缺口。

辦公室久坐、滑手機的姿勢，與常常看電視、盯電腦追 YouTube 的坐式生活型態，不只讓我們的下半身肌肉群缺乏活動、上半身常處在駝背狀態，也造成我們的關節活動很少，明明手臂應該能高舉過頭，身體卻甚少完整運用，明明髖關節有很大的活動角度，卻經常只是靜態坐於辦公桌前。

因此，肌力訓練透過多元的動作訓練，帶來走路、心肺適能所無法取代的好處：

1. 能有意識地進行全身性的訓練

就像爸爸的藍白拖緩步行走，其實只稍稍顧到了下半身，幾乎沒有上半身肌群的參與。對他來說，上半身最大的動作挑戰，應該是斜躺在沙發上時，手要往上搆到檯燈開關的瞬間吧！

而相比於大多數的心肺適能運動是重複單一動作，完整的肌力訓練，就會藉由多種不同的動作模式，有意識地進行全身鍛鍊。上半身會有各種方向的推、拉等變化，下半身則有雙腳的深蹲、單腳的弓箭步等形式，讓你身體每一個部位均能參與，得到刺激。

2. 能訓練到較完整的關節動作

在肌力訓練當中，我們需要做出越完整的動作幅度越好，透過越完整的關節活動範圍，則肌肉的牽拉就會越多，給予肌肉的刺激就會更大，訓練效果才會更好。

倘若僅只是走路，輕輕抬腿就可以持續前進，關節的活動很少，反觀一種訓練動作「弓箭步」，同樣是跨步，但卻需要跨大步，髖關節就需要更大的活動範圍，且每一步還要把大腿蹲到平行地面，再努力站起來。相較於走路，弓箭步對於腿部的訓練效果更佳。

而以上肢來說，許多上了年紀的族群，都會出現肩關節僵化、手抬舉不順的狀況。如果能即早開始進行肌力訓練，並且在動作練習中，盡量將關節動作放大，「滾石不生苔」，身體各部位才真能活動無礙，保有良好的生活品質。

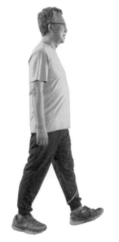

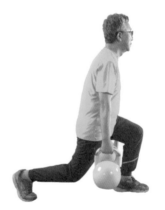

● 走路對於腿部的刺激並不大，不算肌力訓練。

● 弓箭步對於腿部的訓練效果更佳。

從走萬步，到走弓箭步

後來，爸爸沒再從南京東路五段慢慢走到二段。這段三公里的緩步距離，換成了在健身房裡，利用弓箭步走大約十五公尺的距離。

不但如此，雙手還要各握著八公斤的重量。利用弓箭步走十五公尺是一回合，他被要求走四回合，每一回合之間，會休息一分半到兩分鐘。結束四回合的訓練之後，還需要進行深蹲等其他腿部的訓練。

爸爸曾經爬到腰痠背痛的東眼山，其實是他已經持續有進行慢步活動之後的事了。但開始進行肌力訓練之後，後來我們全家去爬了貢寮的桃源谷步道，我沒再聽他喊過累，他也沒有再主動要求休息。

綜合上述兩大重點原則，「**足夠的負荷阻力**」與「**多元的動作模式**」，才是更有效的肌力訓練，也真正為爸爸帶來身體素質的改善。

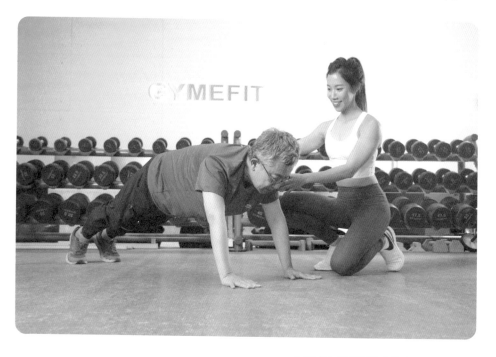

掌握四大動作模式，更能有效訓練

　　肌肉、肌力存在的根本原因，即是拿來支持我們完成生活中各項動作，讓我們可以「好好生活」。

　　在上一篇文章當中，我們提到肌力訓練的兩大必備元素之一「多元的動作模式」，而這些多元的動作練習，都希望最終都能被好好應用到生活當中，我們稱此為訓練的「功能性」，即代表能應用在日常生活當中的能力。

訓練的目的，在於維持日常行動的能力

　　仔細觀察，我們每天一睜開眼睛，生活中所有的行為都是由動作構成。

　　回顧一下你早上起床的生活片段，從床上翻身起來，會經過將自己身體從床上「推」起來的動作。走到盥洗的浴室時，會有「單腳要支撐身體、輪流跨步向前」的走路動作。從馬桶上站起來，就是雙腳從「蹲坐再到站起」的動作（有好多前天練習完深蹲，結果隔天蹲馬

桶都有點痛苦的人們可以作證）。能拉開家裡的厚重大門，代表完成了一個「拉」的動作。

這些都是我們平常不足掛齒的動作，但對於已經有肌少症現象，肌力已經很弱的我阿公來說，卻是重重任務。

每到阿公生日，爸爸會載全家去他最愛的「喫茶趣」餐廳一起吃飯。當爸爸載我們到目的地，看著阿公，拄著拐杖從車子後座中緩慢下車，再到坐定在飯桌前，其實是一件驚心動魄，對全部人來說都要小心翼翼的過程。

下車，是任務一。阿公要從後座中坐低的位置，一腳先踏出車門外，再到雙腳站直在車外的姿勢。我看著他會先伸出拐杖的一端，立足地面，幫助等會兒能將自己的身體撐出車門外。但若身體力氣不夠，總很怕他會再次跌坐回後座當中。

踏上店門口的五個台階，是任務二。下車後，我們小心盯著阿公每一步伐是否能單腳踩穩，踏上台階，再將自己的身體往上登高一階，再一階，最後來到店門口。

拉開店門，是任務三。阿公的手扶上門把，有時我會覺得，時間是否有暫停一秒？門的重量，好像跟他的力氣在拔河。最後，阿公獲勝，拉開門，我們後來能在餐桌上好好吃一頓他的生日大餐。

阿公失去的，其實不是肌肉量，也不是足夠的肌力，他真正失去的，是好好完成各項「動作」的能力。

這就是訓練的「功能性」意義。利用訓練來增長肌力，其實也只是一種手段。**我們真正的目的，是為了讓你在日常生活中，能把所有動作做得更好、更有力，訓練最重要的意義莫過於如此。**

四大功能性動作模式

肌肉從來就不會單獨工作。每個動作的產生都需要許多肌肉分工合作，互相協調才能完成，只要在多元的動作模式之下，逐漸增加負荷，就能全方位地刺激肌肉，帶來良好訓練效果。

因此，若我們能從「功能性」出發，以「練習各項動作模式」的角度看待訓練，而非採用「局部肌肉鍛鍊」的思維，才能給我們最正確、有效的肌力訓練成果。

本書的肌力訓練計畫，皆是由動作模式所構成，分類為四大類：

→ 以下半身來說，歸類成「雙腳蹲站」、「單腳」這兩大類型。

→ 以上半身來說，則可區分為「推」、「拉」這兩大類型。

接下來，我們會針對四大類動作模式來做介紹，並告訴你每一種動作模式，對身體所帶來的意義。

一、雙腳蹲站

深蹲就是一個最經典的「雙腳蹲站」（Bend-and-lift）訓練動作。這個形式最簡單的日常生活應用，就是從椅子、低的馬桶上站起來，若能正確練習此動作模式，將學會如何運用臀肌、大腿肌群來完成動作，進而能減輕膝蓋的負擔。

除此之外，這個動作模式更具功能性的運用，包含了蹲下「將地板重物提起來」的動作元素。舉凡在辦公室要幫忙抬起飲水機的大桶飲用水，或把一箱重物從地板上抬起，都會需要經過此動作模式，若能良好掌握，則可以正確從低處拿起重物，減少因為發力錯誤而閃到腰、甚至椎間盤突出的狀況。

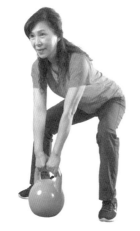

● 肌力訓練：訓練臀腿力量的壺鈴硬舉。

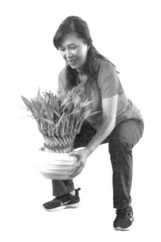

● 日常動作：從低處抱起重物。

二、單腳動作

單腳動作（Single leg）其實是日常生活裡更容易出現的下半身動作模式，更具有功能性，但卻是大部分人最容易忽略的訓練形式。

舉例來說，「弓箭步」就是其中一個經典的單腳訓練動作，應用之處非常廣。從最簡單形式的走路，再到爬樓梯、登山，我們都會經過單腳撐地，身體轉換重心，不停輪流跨步前進的過程。就連跑步、騎單車等有氧運動，也是單腳輪流發力。

而且對於有肌少症風險的長輩來說，單腳動作更是不可或缺的元素。相較於雙腳蹲站，單腳的動作牽涉到「不對稱」的站立姿勢，更需要身體的平衡與穩定。許多年長者多加鍛鍊後，就發現，單腳站立穿褲子再也不是難事了！

因此，也務必在自己的訓練中，加入大量的單腳動作元素，才是完整的下半身鍛鍊。

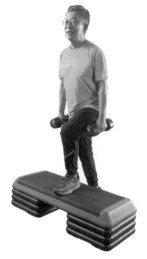

● 肌力訓練：弓箭步。

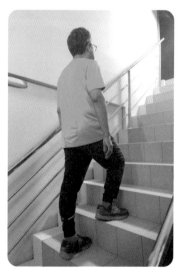

● 日常動作：爬樓梯。

三、推

　　許多人會反應自己的上半身力量偏弱，尤以女性族群為主。確實，下半身需要支撐身體的整體重量，相比起來，上半身的確負重較少，也因此力量較弱。但若全身要均衡發展，上半身的動作模式便不可或缺。

　　而「推」（Push）的動作，就是重要的上半身動作模式之一。

　　最經典的訓練動作即是「伏地挺身」，主要訓練到的肌群是胸肌及手臂肌群，也會有人把這項「推」的訓練，定義為「胸肌」的鍛鍊。

　　舉凡推門、將身體從床上推坐起來，甚至將重重的行李箱放到高處，也是往上「推」的動作模式應用。新聞上不乏聽到跌到在地後，無法自己再站起來的長輩，除了顯示下肢肌力不足，其實還缺乏了將自己的身體撐地，再推起的上半身力量。

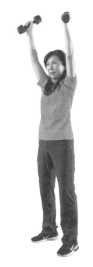

● 肌力訓練：啞鈴肩推。

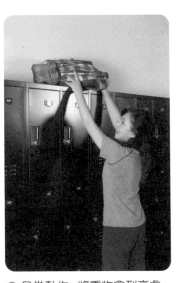

● 日常動作：將重物拿到高處。

四、拉

有「推」，就會有反向的「拉」（Pull），這是上半身訓練的另一項經典動作模式。

男性當兵時的「拉單槓」（也就是引體向上）就是經典的「拉」動作模式，要將自己的體重，拉到超過單槓。主要訓練到的肌群是背肌，因此，也可以把此訓練定義為「背肌」的鍛鍊。

在生活中，從拉門，到將一個很重的袋子從地上提起來，其實都有牽涉到拉的力氣。在專項運動中，舉凡攀岩、拔河等都有大量拉的動作，且因為是背肌的訓練，各種跟揮拍擊球相關的運動，也需要好好鍛鍊此動作模式。

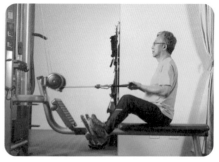

● 肌力訓練：坐姿划船。

若能將「拉」的動作模式練習好，也能改善駝背等不良姿勢，並且避免身體經常性聳肩的壞習慣，改善肩部容易緊繃的情形。

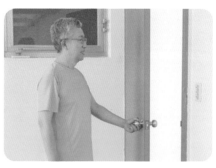

● 日常動作：拉門。

以四大模式進行的訓練，益處多多

以「練好各種動作」的概念出發，即使是較年輕、抗老迫切度還不高的族群，就算帶著不同的目標而想要嘗試肌力訓練，也都能為我們帶來最好效果。

優點一：能最好地幫你打造體態

許多年輕族群，經常是因為體態開始有點「走樣」而開始想要積極鍛鍊，身材確實是許多人的明確動力。（老實說，這也是我剛開始進行肌力訓練的原因啊！）

「如何練翹臀」、「如何將胸膛變得厚實」、「如何雕塑手臂曲線」都是大家經常關注的重點，但只要專注於訓練好各項動作模式，自然可以達成你想要的體態雕塑效果。

舉例來說，如果勤練「雙腳」、「單腳」等下肢的訓練動作，長久鍛鍊下來，自然能加強臀腿的線條，不會有屁股太扁塌、大腿內側鬆弛的感覺。而男性族群更常在意是否有壯碩、厚挺的上半身體態，但只要多加練習上肢的各種「推」、「拉」動作，並且訓練出越來越大的力量，肌肉量自然增加，能像衣架子般撐起襯衫、T 恤。

在開始訓練以來，我未曾想過要特別加強何處的線條，我只著眼於想將動作做得更好，甚至是重量表現能有所突破，而這樣鍛鍊下來，我也確實達成了自己理想的體態。

因此，不需在意怎麼強化個別肌群，只要利用訓練各項「動作模式」的角度出發，你想要的體態，就會是你辛苦鍛鍊的贈禮。

優點二：協助傷後的身體復原

受傷後所喪失的身體能力，其實就是良好做出各種動作的能力。

若你曾不幸受傷過，希望復原到身體能力無恙的族群，若只著眼於單一局部肌肉的鍛鍊，或只用單一的動作練習，也不一定保證身體能良好復原，因此務必要從相關的動作模式上去思考。

如果你是經常爬山但受膝蓋痛所苦的族群，僅只是坐在椅子上，抬抬小腿刺激大腿前側的肌群很可能不夠。多練習單腳的動作形式，了解如何在動作中減低膝蓋的負擔，並且正確利用臀部、大腿幫助發力，才能真的讓你免受膝傷所苦。

如果你曾經五十肩，只是練習手指頭往上爬牆，強迫自己手往上抬舉可能還不夠，所有跟肩關節活動有關的動作你都該練習，舉凡上半身的推、拉，都會有牽涉到肩關節的活動，多多練習並改善動作品質，才是對症下藥的解方。

優點三：能精進其他運動的表現

絕大多數的運動員，都會在特定技巧的專項訓練之外，加入肌力訓練，不是著重在哪一個肌群能夠被練大，而是著重在相關的動作模式做不做得好。

因此，把各項動作模式練好，就是在幫你的身體打下扎實基礎，能帶給你其他各式運動的良好表現！舉凡各項球類運動、長跑、登山等，甚至是瑜伽，都可以從注重功能性的肌力訓練當從中獲得益處。

即使你不是刻意訓練某項運動的相關動作模式，它也會在無形間，帶給你全面性的進步。我曾有學生說她在衝浪時，面對大浪要不停快速滑水的能力變強了，從衝浪板上將自己推起，並站在板上的力量變得更穩。曾有學生說網球變厲害了，揮拍擊球更強而有力。就連我自己，在多年的肌力訓練之後，當我重拾當年跳舞的興趣，也覺得身體素質較當年要好上許多。

你發現了嗎？肌力訓練雖然在講求延緩肌力流失、增加肌肉量，但我們並不著眼於各種「肌肉」，例如臀肌、背肌、胸肌，反而是著眼於「動作模式」，包含雙腳蹲站、單腳動作、推、拉。

以「動作」來看待肌力訓練是一種整體性的思維，只看「肌肉」如何增大卻是一種局部性的思維。因此，從功能性的動作模式出發，能給你更正確、有效的肌力訓練！

挑選訓練動作的 三大原則

若從「動作訓練」的角度出發，依然有五花八門的動作可供選擇。如何聰明挑選訓練動作，才能練得好、練得有效果，甚至是練得有效率？

只要掌握本篇所介紹的三大原則，就可以為自己安排更有效率的訓練內容，讓你在相同的訓練時間之內，盡可能達成最大的成果！

【原則一】挑選「越多關節」參與的動作越好

當動作動用到越多的關節，則代表我們會同時動用到越多的肌肉群。以訓練「效率」與「功能性」這兩個訴求來說，訓練的動作越多關節參與越好。

以「雙腳蹲站」的動作為例，「深蹲」就是一個經典的多關節動作。蹲下再站起的過程，會動用到髖關節、膝關節、踝關節，代表我們會一起活用到大腿前側的肌群、大腿後側的肌群、臀肌，甚至因為牽動全身，核心肌群、上身肌群也要幫忙穩定出力。

然而，以下圖這個腿伸（Leg extension）動作為例，坐在機台上將膝蓋往前打直，來對抗小腿處的重量，過程中完全只用到膝關節而已，如此一來，只能單獨刺激到大腿前側的肌群，跟深蹲相比，較無效率。

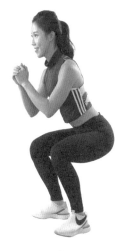
● 深蹲動作。

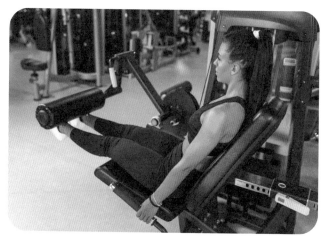
● 腿伸動作。

　　因此，如果多練習多關節的深蹲動作，就能夠在相同時間內，幫助你有效率地同時鍛鍊多處肌群，也能更快地擁有精實的腿部線條。

　　更重要的是，多關節動作較具有「功能性」上的意義。真實世界裡，很少有只要坐著，單獨膝蓋打直的動作，絕大部分的動作都會牽涉多個關節的活動。因此多採用多關節動作，不但可以較有效率的鍛鍊，也可以符合訓練上，我們所強調的「功能性」原則。

【原則二】專注於訓練「大肌群」，小肌群自然跟上

當我們的動作模式要動用到大肌群時，小肌群一定會一起協同運用到。因此，以訓練的「效率」來說，建議優先練習會訓練到大肌群的動作。

大肌群：

通常越靠近身體主幹的肌肉越大塊，能產出的力量更大，就可以歸類為「大肌群」。包括背部肌群、胸部肌群、臀部肌群、大腿肌群。

小肌群：

越遠離身體主幹的四肢肌群，體積更小之外，能產生的力量也較小。上手臂肌群、小手臂肌群、肩膀肌群、小腿肌群皆為「小肌群」。

舉例來說，許多人會在意「手臂肌群」要如何鍛鍊？其實，手臂屬於小肌群，並不需要刻意單獨鍛鍊，只要勤練推、拉的上半身動作模式，就會動用到許多大肌群，而屬於小肌群的手臂肌肉，就會同時得到很好的鍛鍊效果。

以男生較喜歡追求的上手臂「二頭肌」為例，如果只思考著如何將二頭肌壯大，則很可能花過多時間練習「二頭肌彎舉」這個動作。

這個動作會拿啞鈴將手臂打直，再舉著啞鈴將手肘彎曲，反覆操作下來，的確可以良好刺激到手臂上方的二頭肌群，但也僅限於此。

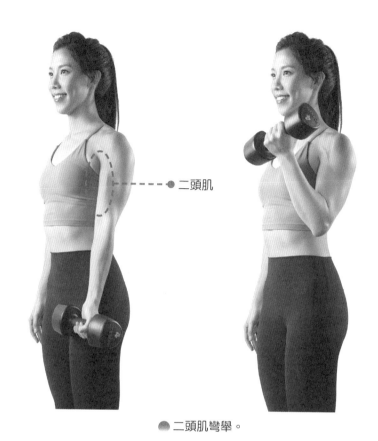

二頭肌

🔴 二頭肌彎舉。

　　然而，以反手引體向上（Chin up）的動作為例，這個動作不但可以鍛鍊到背肌這塊大肌群，也因為同時會有手肘彎曲的動作，對於手臂的二頭肌，也同時有很好的刺激效果（請見下頁圖）。

　　因此如果你時間有限，請不要花時間單獨進行小肌群的訓練，當你勤奮使用到大肌群（背肌）時，小肌群（手臂肌群）也會同時受到刺激。

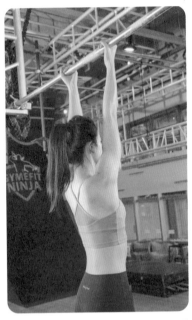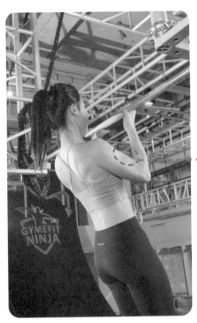

二頭肌

反手引體向上。

　　倘若是訓練時間非常充足的人，（例如一週可以訓練 4 ～ 6 次，並且每次能夠到 1.5 小時以上的族群）才建議可以在進行完主要的動作訓練之後，再單獨針對這些小肌群，例如二頭肌、三頭肌、小腿肌進行訓練。

珍珍教練小教明

多關節動作與單關節動作的差異

　　【原則二】和【原則一】是相呼應的。多關節的動作較能同時訓練到大、小肌群，而單關節的動作，則傾向於只刺激較小的肌群。

　　在我們的例子當中，引體向上是屬於多關節動作，會活用到肩關節與肘關節，可以同時練到背肌、二頭肌、核心肌群。而二頭肌彎舉，則完全是單關節動作，也就只練到二頭肌，效率較差。

【原則三】多挑選「核心參與度」高的動作

核心肌群位於軀幹中段的位置，連接了我們的四肢，幫助我們在做動作的時候保持平衡、穩定身體。（在 p.218 將有更多介紹）

在訓練中，多選擇「核心參與度高」的動作，除了大肌群、核心肌群都能一起訓練到之外，也能幫助你實踐訓練的「功能性」意義。

舉例來說，伏地挺身屬於「推」的動作模式，也是一個核心參與度非常高的訓練動作。

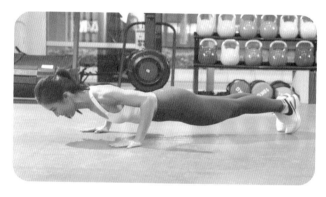

● 伏地挺身。

在雙手撐地，上半身往地板趴，最後再將身體用力推起的過程中，若身體要能不塌腰、保持平直，則需要核心肌群來幫助身體保持穩定。這樣的動作，便需要大量的核心參與，完全是利用自己的身體控制來完成動作。

相反的，如下頁圖的胸推機器（Chest press），雖然也是要將重量往前推，但核心參與的部分就較少。因為身體大部分皆有機器在支

撐著，雖然更可以專注在胸部肌群的鍛鍊上，但對於核心肌群的訓練就偏少。

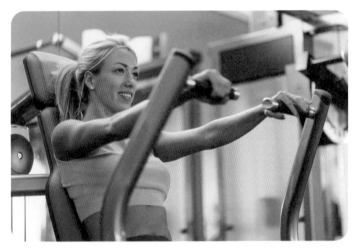

● 胸推機器鍛鍊。

　　如同前一篇所述說的，我們希望所有練習，都能讓你帶出健身房，活用到日常生活當中。而在真實世界裡，本來就不會有機器軌道引導我們的身體做出動作，我們必須自行控制身體來完成，也因此，在挑選訓練動作時，建議找「核心參與度」高的動作，多多練習。

　　在肌力訓練當中，我們要練習的是身體能夠做出各式動作的功能性能力，讓身材好看的同時，身體也同樣「好用」，除此之外，我們還希望能兼顧訓練的效率，在相同時間之內，刺激最多肌肉群，達成最好效果。

　　掌握這三項原則，多挑選「多關節」、「著重大肌群」、「核心參與高」的動作類型，就能同時帶給你上述這些好處！

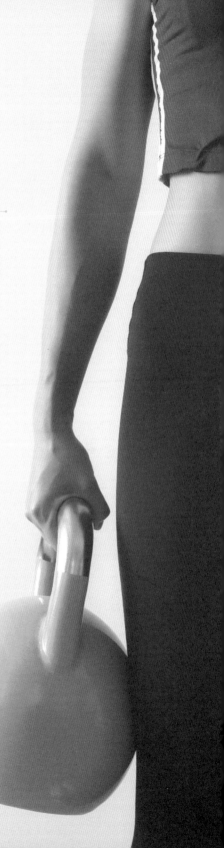

▶ 準備好，開始肌力訓練吧！

在本章一開始，我們從「What」的角度切入（肌力訓練是什麼），帶你知道肌力訓練最正確、有效的模樣為何，我們談了：

→ 肌力訓練必備的兩大重要元素：足夠的阻力負荷＋多元的動作模式
→ 訓練的方向：練好具備功能性的四大動作模式
→ 動作挑選的三大原則：多關節、著重大肌群、核心參與高

接下來，在你具備了理論概念之後，我們就要進入實作的「How」（如何進行肌力訓練）的階段囉！

三步驟，開始肌力訓練

進行肌力訓練時，即使每個人的身體狀況不同、帶著不同的目標需求，都能遵循同一套訓練邏輯，幫助自己帶來扎實、有效的進步。

我將訓練歸納為以下簡單的三步驟：

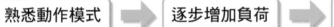

熟悉動作模式 ➡ 逐步增加負荷 ➡ 適當課表規劃

一、熟悉動作模式

學習如何做好動作，才能正確發力又不受傷，是訓練的第一重點！後面我將以四大動作模式切入解說，列出建議的訓練動作，也進行詳細的示範教學。

二、逐步增加負荷

學會正確動作之後，下一步就是給予身體足夠的刺激負荷，但如何循序漸進，才能在明顯進步的同時，又能避免受傷？

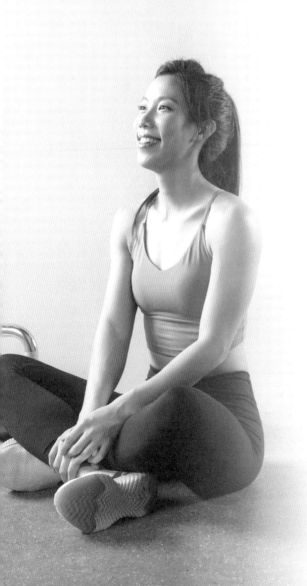

三、適當課表規劃

　　在做得對、做得好之後，訓練最重視「穩定持續」，才能長遠見效。如何幫自己安排訓練課表，將是關鍵！

　　我所教學過的學生，最年輕二十歲，最年長七十歲，循著相同的訓練方法，都幫助他們達成自己更好的模樣。在本章的實作當中，我會針對這三個環節，詳述實際作法，那就讓我們開始吧！

人人都要練的 「四大動作模式」

　　訓練的第一步，就是從「**熟悉動作模式**」開始。而最好的訓練動作，對我來說，是能兼顧不同族群多種需求的動作。

　　就拿我與爸爸來說，我與他橫跨兩個世代，身體狀況不同，需求也相異：我相對年輕，在維持健康之餘，我也希望能雕塑身材、加強線條，並且力求在時間有限的情況下追求最有效率的練法。而爸爸已年屆六十，邁向悠遊的第三人生，對於體態的追求不高，需要的是維持健康、保存肌力，力求生活當中身體輕鬆自在，活動無虞。

「健康功能」與「身材體態」同時滿足的訓練動作

　　看似相異的「健康功能」與「身材雕塑」這兩種需求，我們在健身房的訓練內容，大抵上卻是差不多的。

　　我們的訓練皆從四大類動作模式出發，在確保身體的功能性，幫助爸爸鍛鍊肌力之餘，也會帶給我體態上的全面雕塑效果。而透過**動作挑選的三原則：多關節、著重大肌群、核心參與高**，除了給我更有

效率的訓練，也同時代表著這些動作較具有功能性，符合爸爸的訓練需求。

本篇利用此角度，挑選了適合大多數人的訓練內容。接下來的每一種動作教學，我也都會用這兩個方向切入介紹：

1 **功能應用**：告訴你此動作對於日常應用的功能性為何。

2 **強化部位**：告訴你此動作主要會鍛鍊到的肌群，以及給予體態雕塑的效果為何。

除此之外，我也會詳細解釋如何調整動作難易度，讓每個人都能找出最適合自己身體狀況的訓練內容。而部分動作需要健身房的器材才能完整進行，也會備註替代的居家訓練方法。

此單元將著重在動作與訓練部位的解說，至於該做多少的負重重量與組數，因人而異，更詳細的說明請見 p.162 下一步驟的「逐步增加負荷」篇章。

那就讓我們開始吧！

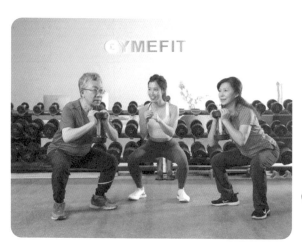

●我與爸媽雖然橫跨不同世代，但訓練內容基本上是差不多的。

動作模式 ①

雙腳蹲站

雙腳蹲站的動作形式，屬於多關節動作，會一次鍛鍊到臀部、大腿前側、後側等大肌群，且因為全身都要穩定控制，核心肌群也會高度參與。我們會介紹「深蹲」、「硬舉」兩大經典動作類型，並且循序漸進，介紹不同難易度的動作版本。

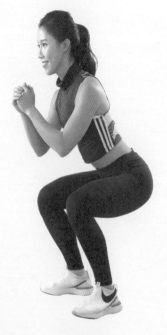

● 深蹲

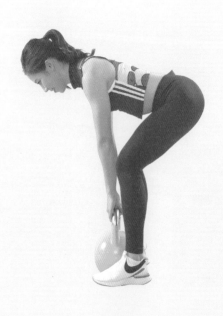

● 硬舉

深蹲

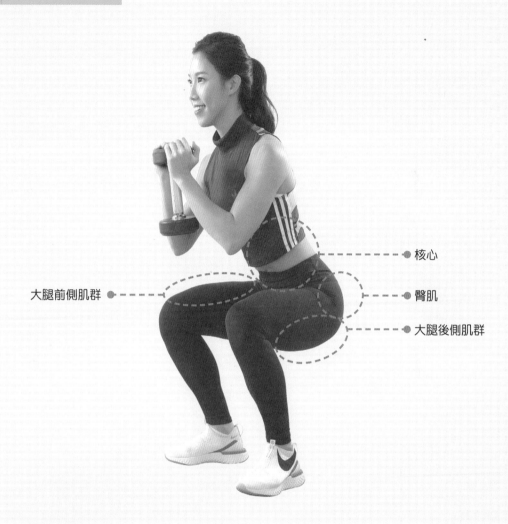

核心

大腿前側肌群

臀肌

大腿後側肌群

功能應用	最簡單的應用,就是蹲低再到站起,或是從椅子、沙發上站起來。而若要從地上抬舉重物,需要移動的時候,都需要這個動作形式。
強化部位	可以加強臀肌、腿部肌群,偏重強化「大腿」的線條。除此之外,因為上半身也要在負重的情況下保持穩定,因此也會同時訓練到核心。

箱上深蹲

箱上深蹲是深蹲的最簡易版本,蹲下的幅度不用太深,屁股輕點到後方座椅就可以站起。在此動作中,要練習「屁股先動」來帶動整體動作,避免膝蓋直接往前彎,而造成膝關節壓力過大。

1 雙腳站立與肩同寬或略寬,雙腳腳尖稍微向外轉。

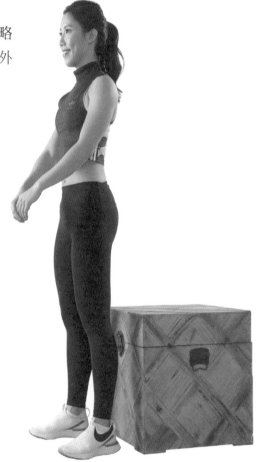

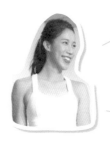

掃描 QR 碼，
珍珍教練為你
示範多角度動
作影片。

2 吸氣時，臀部先向後推，伴隨上半
身微微前傾，同時帶動膝蓋慢慢微
彎下蹲。下蹲到臀部輕碰椅子之
後，吐氣再利用臀部、腿部出力站
直，回到動作1。

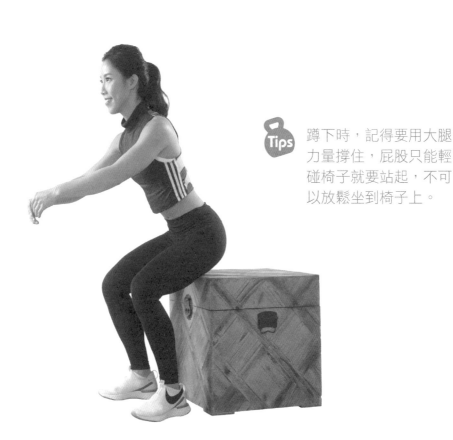

Tips 蹲下時，記得要用大腿
力量撐住，屁股只能輕
碰椅子就要站起，不可
以放鬆坐到椅子上。

徒手深蹲

熟練了「屁股先動」的動作概念之後，便可把椅子拿掉，來到最基礎的徒手深蹲。動作過程中，雙手可輕輕交握，或伸直放置於身體前方，幫助穩住身體重心。

1 雙腳站立與肩同寬或略寬，雙腳腳尖稍微向外轉。

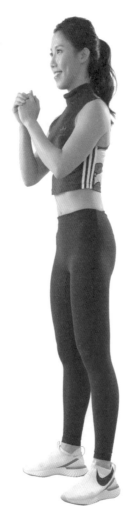

掃描 QR 碼
見影片示範

2 吸氣時，臀部先向後推，伴隨上半身微微前傾，同時帶動膝蓋慢慢微彎下蹲。下蹲到大腿水平於地面，吐氣再利用臀部、腿部出力站直，回到動作1。

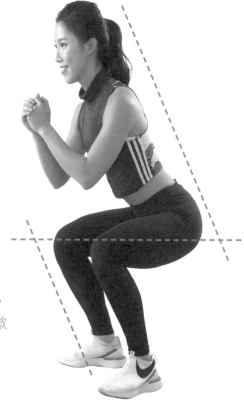

Tips 背部保持平直，不可駝背，因屁股向後推，上身可微微前傾。約略與小腿平行。

小心！錯誤動作

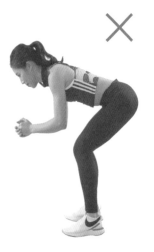 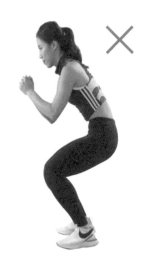 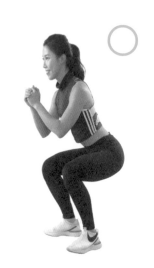

⬤ 身體不可往前塌，
　保持上半身平行
　於小腿。

⬤ 駝背。

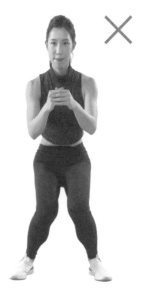 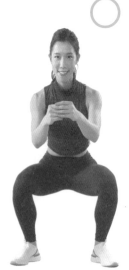

⬤ 膝蓋保持對齊腳尖，不可往內夾。

高腳杯深蹲

掃描 QR 碼
見影片示範

徒手深蹲能掌握後,就可以為身體增加一些負荷囉!最基礎的負荷形式,是將一定重量的啞鈴置於胸前。此時,上肢的力氣也會得到訓練。

1 站姿與徒手深蹲相同。雙手掌根托住啞鈴,置於胸前(因啞鈴直放,形狀近似高腳杯,此動作因而得名)。

2 吸氣時,臀部先向後推,伴隨上半身微微前傾,同時帶動膝蓋慢慢微彎下蹲。下蹲到大腿水平於地面,吐氣再利用臀部、腿部出力站直,回到動作1。

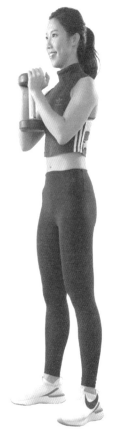

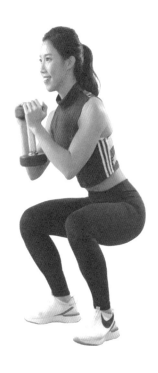

小心！錯誤動作

因身體前方負重，要記得用核心的力量將上半身保持穩定，不可以被重量往前拉低或駝背樣貌。

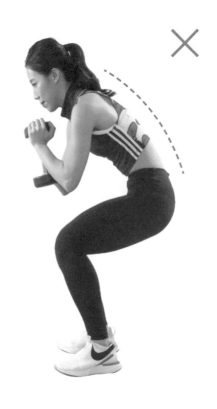

珍珍教練小教室

胸前托住輕啞鈴，能幫助保持平衡，更好蹲

高腳杯深蹲甚至也能當徒手深蹲的「退階」版本哦！如果在徒手深蹲的階段，容易重心不穩，身體往後倒，或腳掌踩不實地面，也可以用輕的啞鈴（5公斤以內）托在身體前方。讓身體前方增加一點重量，能幫助身體前後保持平衡，更好蹲。

背槓深蹲

掃描 QR 碼
見影片示範

高腳杯深蹲的缺點在於，因為要雙手持啞鈴，因此能負荷的重量會受到上半身力氣的限制。但若將重量扛在背上，就不用擔心此問題，能為腿部施予更大的重量負荷。

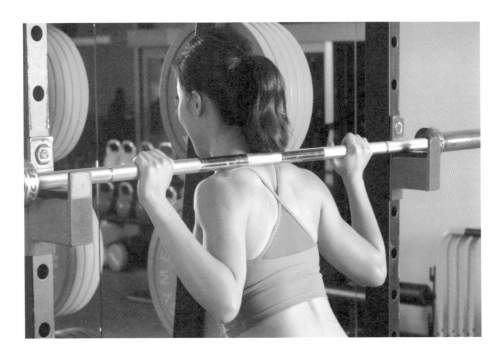

1 槓鈴置於肩頸交界處再偏下方的位置，該處較有肌肉突起，槓鈴能放置的較舒服，勿壓迫到頸椎。

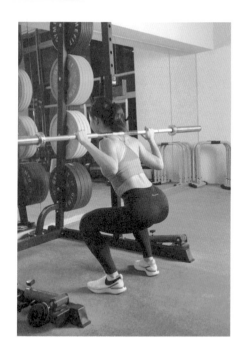
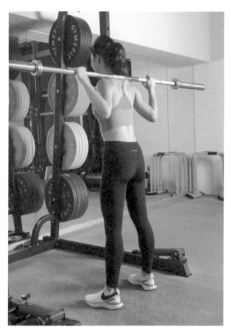

2 背槓深蹲的動作跟高腳杯深蹲一模一樣。但因為槓置於身體偏後方，所以上半身會比高腳杯深蹲時，再前傾一些。

Tips 即使是後背槓，身體一樣要保持平直穩定，不可產生凹背、屁股後翹的現象。

珍珍教練小教室

背槓深蹲難度較高，需斟酌練習

　　此動作並不適合所有人。背槓深蹲的形式，需要很好的肩膀活動度，許多較有年紀的族群，長年下來肩膀的活動功能可能已經較差，便不適合這樣的負重形式。可以多多採取【高腳杯深蹲】的練習形式即可，或是改採後續介紹的單腳動作練習，一樣能給予腿部足夠的負荷刺激。

硬舉

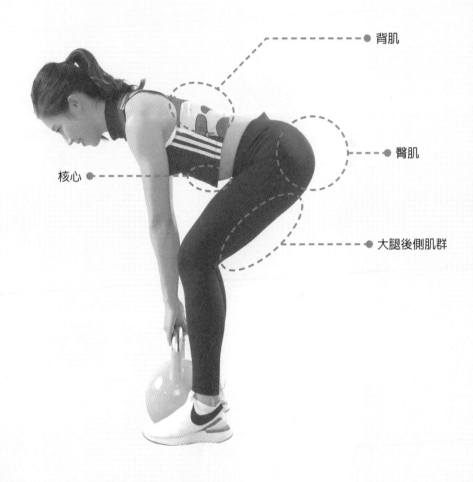

背肌

臀肌

核心

大腿後側肌群

功能應用	以功能性來說，跟深蹲有點類似，但更強調如何將「地上」的重物拿起來。如果能正確練習，學會這樣的動作模式，也能避免日後閃到腰、椎間盤突出等意外。
強化部位	可以加強臀肌、腿部肌群，因為動作形式的關係，更偏重加強「臀部」、「大腿後側」的線條。而因為上半身要穩定握住重量，跟深蹲相比，背肌、核心的參與度更高。

壺鈴硬舉

掃描 QR 碼
見影片示範

1 雙腳站立與肩同寬或略寬,壺鈴(也可以用啞鈴取代)置於雙腳的正中間。

2 吸氣時,髖關節像是要「往後折」一樣,臀部往身體的正後方推,同時膝蓋保持微彎。背部保持平直。雙手往下垂放,自然握住壺鈴的提把。

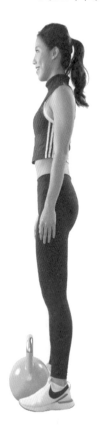

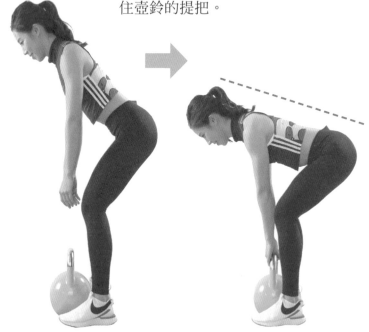

Tips 深蹲跟硬舉最大的差別,在於髖關節與膝關節的使用比例。硬舉大部分是利用髖關節「往後折」,膝關節的參與較少。

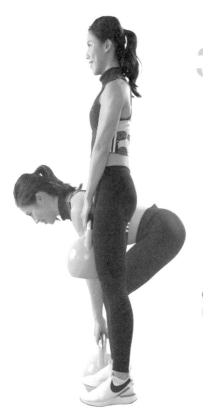

3 吐氣時，利用臀部、大腿後側的力氣，臀部帶動往前推，將上半身帶起。過程中，上半身全程保持穩定，不過度凹腰、駝背，肩膀不聳肩。

Tips 過程中，肩胛骨往後收緊，背部務必保持平直，不駝背，也不過度凹折。否則，重量的壓力會落在下背處。

小心！錯誤動作

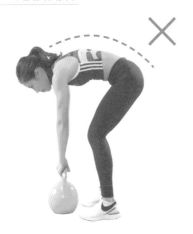

⬤ 駝背、身體重量太往前面。

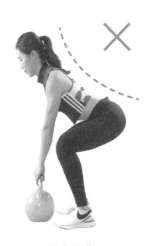

⬤ 過度凹背。

珍珍教練小教室

壺鈴硬舉的退階版本

　　硬舉的動作，對於髖關節的活動性、大腿後側的柔軟度、核心的穩定性都有很高的要求，受傷風險也較高。如果還無法掌握，可以先採取膝蓋彎曲較多的版本，用類似「深蹲」的方式，將重量提起。

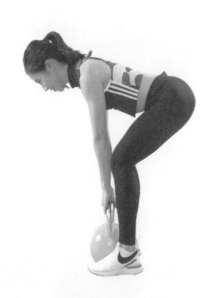
● 標準硬舉的姿勢

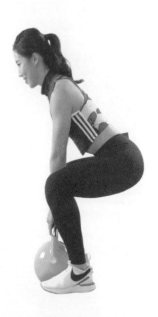
● 硬舉混合深蹲的姿勢

六角槓硬舉

如果壺鈴硬舉的技巧已經比較熟練，並能夠掌握提起 16～20 公斤的壺鈴重量，就可以嘗試六角槓硬舉（此槓的重量為 20 公斤），這種槓的兩側附有握把，能將重量「環繞」在身體周遭，是一個更符合人體工學的設計。而使用六角槓，也能在兩側加槓片，增加全身的重量刺激。

1 雙腳站立與肩同寬或略寬，吸氣時，髖關節像是要「往後折」一樣，臀部往身體的正後方推，同時膝蓋保持微彎。背部保持平直。雙手往下垂放，自然握住六角槓的提把。

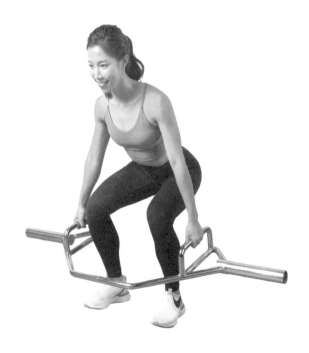

2 吐氣時，利用臀部、大腿後側的力氣，臀部帶動往前推，將上半身帶起。過程中，上半身全程保持穩定，不過度凹腰、駝背，肩膀不聳肩。

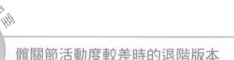

珍珍教練小教室

髖關節活動度較差時的退階版本

如果髖關節的活動度較差，相較於屁股往正後方，可以調整成屁股往下蹲，採用更類似於深蹲的方式來完成動作，變成「六角槓深蹲」的版本。

對於年紀較長的族群，這是一個更適合的方式。能在較安全、受傷風險較小的情況之下，還是能給予全身足夠的負荷刺激，良好訓練到腿部、背部、核心，甚至還包含手部的握力。

動作模式

②

單腳訓練

單腳動作有兩大重要性。第一個，單腳的動作更具有日常生活的「功能性」。舉凡走路、爬樓梯，都是單腳輪流行進的動作模式，甚至在我們不小心踉蹌快跌跤時，一定也是一隻腳踩住來穩定身體。也因此，對於肌力漸弱，容易跌倒的高風險族群，更是需要好好練習！

第二個重要性在於，它可以在下背部負擔較小的情況之下，給予腿部更大的重量刺激，因此你可以用相對更安全的形式，帶來更好的腿部訓練效果。

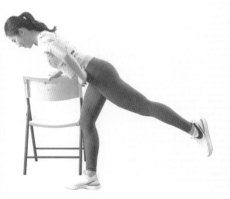
● 單腳硬舉

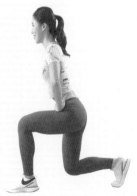
● 弓箭步

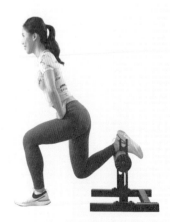
● 單腳深蹲

單腳硬舉

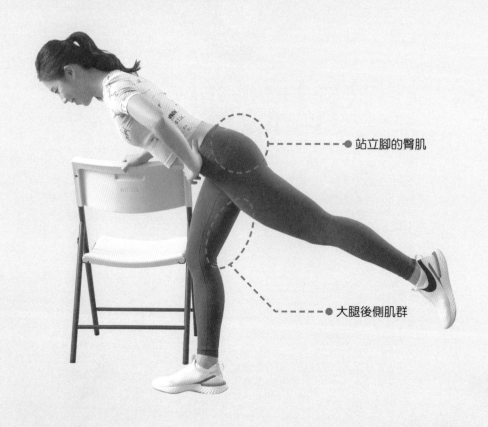

站立腳的臀肌

大腿後側肌群

功能應用	此動作最主要能鍛鍊到「臀中肌」，此肌群能幫助身體維持骨盆平衡，有助於防止跌倒，對於肌力較弱的族群來説，是不可或缺的首要訓練。
強化部位	主要訓練臀肌、大腿後側肌群。且因為是單腳的形式，相較於雙腳的硬舉，單腳硬舉對於「臀肌」的刺激更高，是我非常推薦的動作。

改良式單腳硬舉

此動作需執行正確，才能真正鍛鍊到臀肌，留意背部保持平直、利用臀部來帶動動作，訓練的是單腳站立的支撐腳。

1 手扶一旁的支撐物，重心放置於支撐側的腳。吸氣時，支撐腳的膝蓋微彎，單側臀部向後推，同時上半身平直往下蓋，要感受到支撐腳的臀部有被確實「拉到」的刺激。另一隻腳不用刻意抬高。

Tips　這個動作主要是在練習「髖關節」的運動，膝關節則參與較少。因此，動作過程中，膝蓋全程保持微彎即可，不會超過腳尖，保持小腿垂直地面。

2 吐氣時，再利用支撐腳的臀部，將上半身平直帶起。

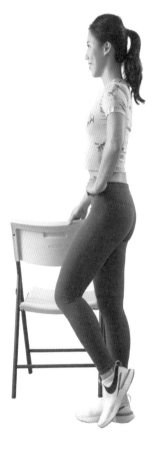

 Tips 過程中，手輕扶支撐物即可，不要太過依賴，才能達到刺激單邊臀部的效果。

小心！錯誤動作

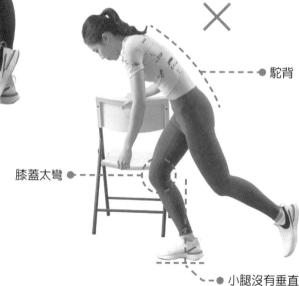

駝背 ●

膝蓋太彎 ●

小腿沒有垂直於地板 ●

弓箭步

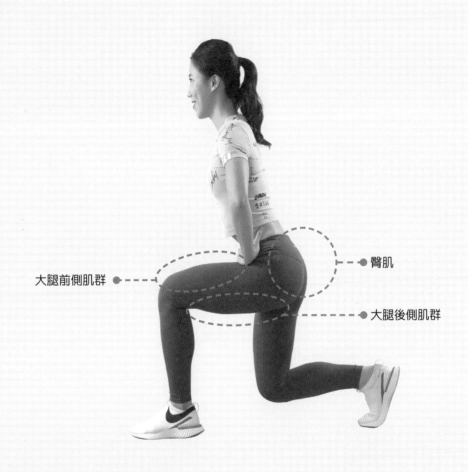

大腿前側肌群

臀肌

大腿後側肌群

功能應用　相比於「單腳硬舉」主要是活動髖關節，弓箭步則會同時活用到髖、膝關節，動作幅度更大，也更能模擬一般爬樓梯、爬山的情況。

強化部位　弓箭步可以良好的一次刺激到臀肌、大腿前、後側肌群，對於緊實腿部線條，是一個非常有效率的訓練動作！

後跨弓箭步

掃描 QR 碼
見影片示範

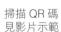

此版本是弓箭步最基礎的形式。訓練重點在於，重心要放在前腳，可以利用上半身微微前傾的方式，多多刺激前腳的臀部、大腿後側，否則大腿前側或膝蓋處的出力會過多。

1 雙手叉腰，兩腳與骨盆同寬。重心放置於前腳，後腳取一定跨距之後，輕輕往後點。保持上半身微微前傾。

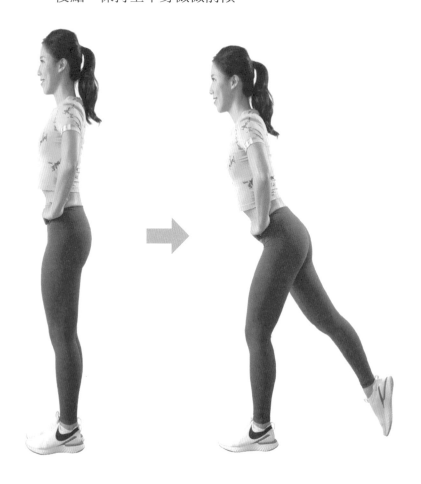

2 吸氣時，利用前腳的臀部往下方蹲，蹲至前腳大腿平行地面，前後腳都約略呈90度。

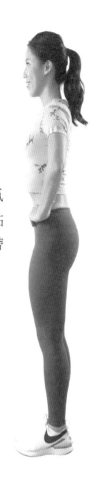

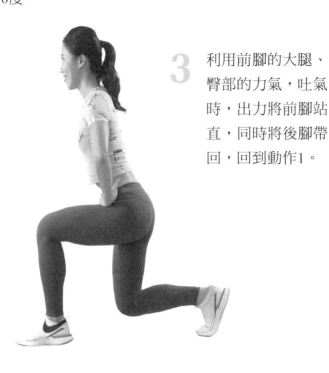

3 利用前腳的大腿、臀部的力氣，吐氣時，出力將前腳站直，同時將後腳帶回，回到動作1。

珍珍教練小教室

赤足訓練的效果更佳

　　如果你去的健身房可以赤腳，或者你是在家訓練，我都很建議不穿鞋的「赤足訓練」。其實我自己訓練時，或教導學生時，也都是赤足進行的。

　　不穿鞋，才能確實挑戰腳掌踩在地面上的穩定性。倘若有穿鞋，則腳掌在鞋子裡晃來晃去、沒踩穩，也難以發現。而且足底有許多敏感的感覺神經，透過腳掌抓地，來自足底的刺激也能回饋給全身，讓我們的核心肌群，都比較容易能被喚醒！

小心！錯誤動作

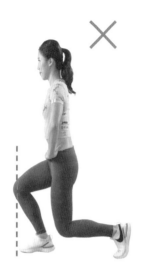
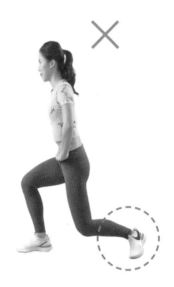
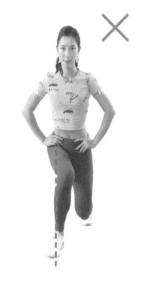

● 膝蓋不可超過腳尖。如果超過，會對前膝造成過大負擔。

● 後腳的腳跟要踮起，面向正前方。若踩歪，身體容易重心不穩。

● 膝蓋對齊正前方，勿內夾。雙腿間距也需保持與骨盆同寬。

珍珍教練小教室

初學此動作，可以先扶支撐物保持平衡

　　若是久未訓練的族群，對於單腳支撐的動作，除了肌力不足之外，可能還無法掌握平衡。此時，一定要手扶一旁的支撐物，才是安全的訓練！等到熟練掌握，肌力也增加了，才能慢慢捨棄支撐物。

　　若能夠持續練習，從低姿勢自如的起身，或是爬好幾層樓梯，將不再是問題。

弓箭步蹲

掃描 QR 碼
見影片示範

弓箭步蹲對於單腳平衡的要求較低，因為全程兩腳前後踩地不動。然而，反覆原地蹲的方式，對於肌肉的刺激卻更多，因此訓練強度更高。

1 雙手叉腰，兩腳跨大步，雙腳間距與骨盆同寬。

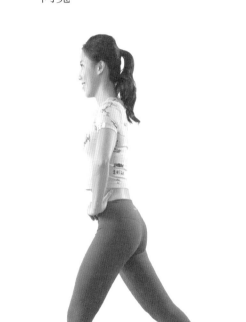

2 上半身微微前傾，利用前腳臀部往下蹲，蹲至前、後腳約略90度。再回到動作1。

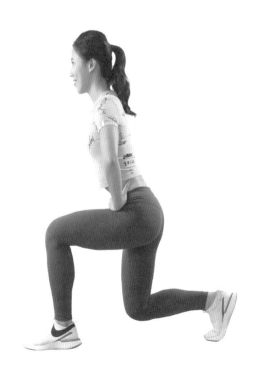

行進弓箭步

掃描 QR 碼
見影片示範

行進版的弓箭步，是弓箭步訓練的最終形式。在具備有單腳支撐的肌力與穩定性之後，我們希望更模擬走路、爬樓梯等身體必須轉換重心，輪流跨步前進的過程。而且，長距離的弓箭步走起來也蠻喘的，也有部分提升心肺適能的效果哦！

1 雙手叉腰，兩腳與骨盆同寬。
以「前跨步」的形式。右腳向前踩一大步，右側臀部帶動往下蹲至前後腳約略90度。

2 右腳出力站直，後腳併回。

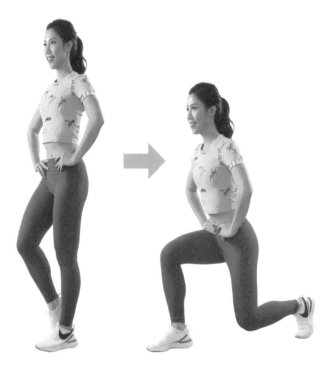

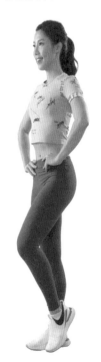

4 左腳出力站直，後腳併回。並且持續反覆動作1～4。

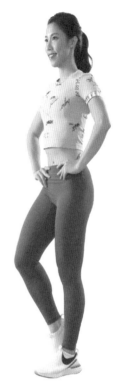

3 換成左腳前跨步，蹲至前後腳約略90度。

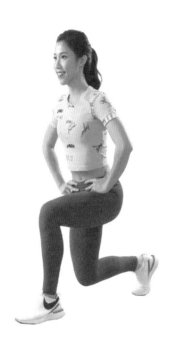

珍珍教練小教室

手握啞鈴，增加負重

　　如果動作穩定熟練，可以兩手握住啞鈴，藉由增加負重來刺激臀肌與大腿肌群。

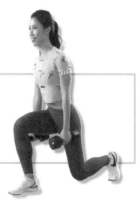

單腳深蹲

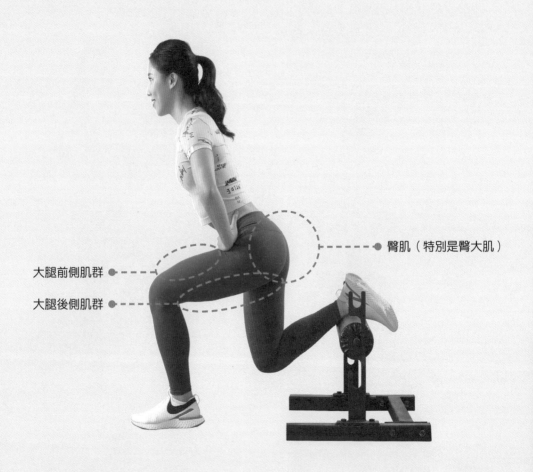

臀肌（特別是臀大肌）

大腿前側肌群

大腿後側肌群

功能應用	與雙腳【深蹲】的功能性類似，然而相較於雙腳深蹲可以平均分攤，藉由單腳的形式，單腿要負荷更多的身體重量。
強化部位	會同時訓練到臀肌、大腿前後側的肌群。動作形式的關係，對於「臀大肌」的刺激有特別好的效果！如果女生希望加強臀部線條，非常推薦做此訓練動作。

後腳抬高蹲

掃描 QR 碼
見影片示範

這個動作又名「保加利亞分腿蹲」。後腳會放在一個台階上，因此後腳能承擔的力氣更小，相對的前腳就負擔更大！是所有單腳系列的動作當中，強度最高的一種。

1 前腳的腳跟距離架子約兩個腳掌長，後腳的腳背放置於架子上。

2 跟雙腳深蹲的形式相同，利用屁股先動的模式，上身微微前傾，蹲至大腿平行地面。身體的重心持續保持在前腳上。再利用前腳的臀部與大腿力氣，吐氣時，出力將身體站直回動作1。

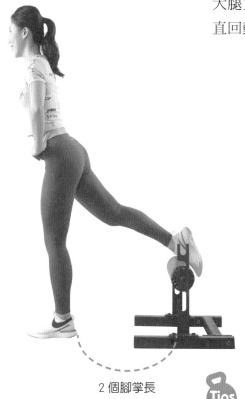

2 個腳掌長

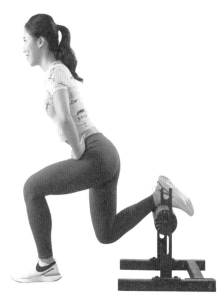

Tips 如果有確實利用前腳的「屁股」開始往下蹲，則膝蓋會約略對齊腳尖，不會超過腳尖。

小心！錯誤動作

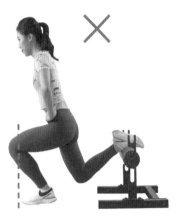
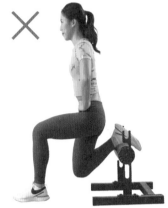
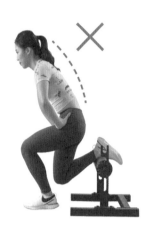

● 膝蓋不超過腳尖。如膝蓋超過腳尖，前腳大腿前側也會出力過多。

● 重心不能跑到後腳。重心需維持在前腳，而非利用跨在架子上的後腳支撐。

● 不駝背。保持背部平直，對於臀部的刺激會更多。

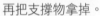

珍珍教練小教室

支撐物輔助，熟悉動作

　　這個版本對於前腳的刺激非常大，也很需要單腳的平衡性。因此，不論任何年紀的初學者，初次練習時，我都會建議前方先有支撐物，利用手攙扶的力氣，分散掉前腳的支撐壓力，先慢慢練習動作模式。熟悉之後，再把支撐物拿掉。

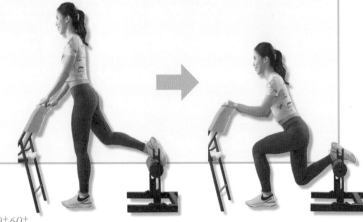

動作模式

③

推

「推」的動作模式主要鍛鍊胸肌與手臂肌群。在推的系列動作當中，我們會依照推的「方向」來分類，不同的方向，會帶來不同肌群的刺激。

我們會用站著的時候，跟地面的相對方向來做判斷。當雙手由自己的身體往前推，就是一個依循「水平方向」推的形式。若手是由下往頭頂上推，則是「垂直方向」的推形式。

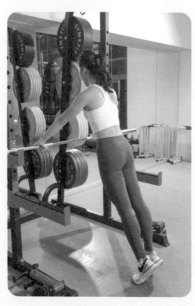

● 水平推

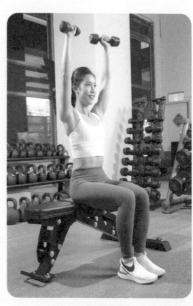

● 垂直推

水平推

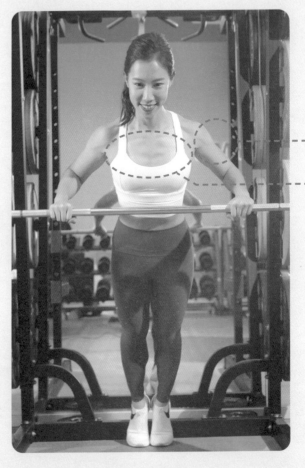

手臂後側的三頭肌

胸肌

功能應用	推開厚重大門是比較直觀、好理解的「推」，然而，將自己從地上（或任何低處）推起身，再到站起身來，其實是更重要的日常應用。年紀較長的族群，務必用此動作培養上肢的力氣。
強化部位	主要參與到的肌群有胸肌、手臂後側的三頭肌。如果希望強化上半身的胸肌、手臂線條，讓穿衣服「更挺」的族群，可以勤練推的動作模式。以女生來說，胸肌的鍛鍊，也能幫助美化胸型。

改良式伏地挺身

掃描 QR 碼
見影片示範

以推的系列動作來說，我最推薦的就是伏地挺身。這個動作有非常高的核心參與度，才能在身體被推起的過程中，將軀幹保持平直、穩定。

1 取一個大約在腰際間的高度，雙手打開約肩寬的1.5倍。挺胸，肩胛收緊不駝背，核心保持穩定，身體呈現一直線。

 如果沒有健身房的槓鈴架子，也可以用硬實的餐桌或櫃子替代。

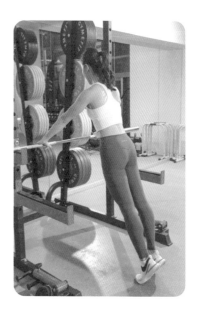

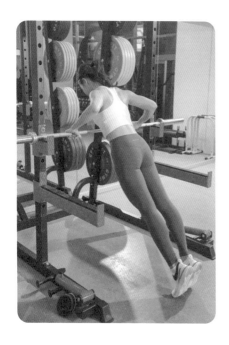

2 上半身保持穩定，微微挺胸，吸氣時，將胸口往下放。過程中，上手臂與身體的夾角約為45度。吐氣時，再出力將身體推至動作1。

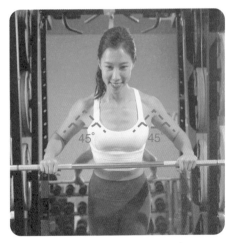

● 手臂跟身體的夾角約45度。

小心！錯誤動作

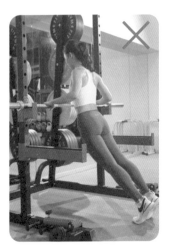

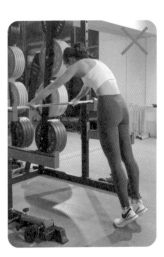

● 動作進行中，腰部不要塌
　陷。可以想像肚臍往身體
　方向收，屁股微微夾緊，
　提示自己核心收穩。

● 上半身不要駝背或聳肩，
　避免肩頸出力過多。

珍珍教練小教室

增加難度的進階版本

　　雙手撐的高度越低，難度越高。當降到地面時，就是標準的伏
地挺身了！此時，上半身胸肌、手臂、核心要承擔的重量，其實高達體重的
六到七成。

跪姿伏地挺身

掃描 QR 碼
見影片示範

這也是常見的伏地挺身的簡易版本。缺點在於，膝蓋跪地的方式，容易讓身體的核心不容易參與。

1 雙膝跪地，雙手打開約肩寬的 1.5 倍。挺胸，肩胛收緊不駝背，核心保持穩定。

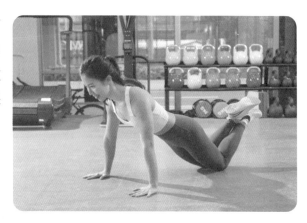

2 上半身保持穩定，吸氣時，將胸口往下放，吐氣時，再出力將身體推起。

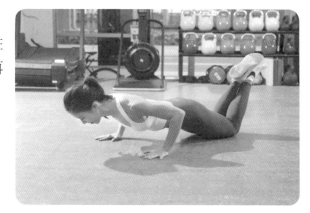

 Tips 在動作過程中，也務必要讓臀部一起往下放，不可翹高。否則核心較難參與，對於上半身的刺激也較少。

啞鈴臥推

掃描 QR 碼
見影片示範

此動作的難度較高,需要掌控啞鈴的軌跡,但可以透過啞鈴的重量選擇,調整最適合自己的負荷。

1 雙手握住啞鈴,肩胛骨微微後收,挺胸,上背部貼好椅面,同時腳掌踩穩地面。雙手舉啞鈴時,與肩同寬,位置大約位於肩膀上方。

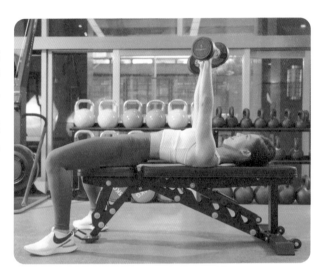

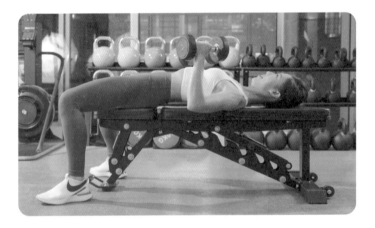

2 吸氣時,將啞鈴往兩邊放下,位置大約在胸線的兩側。上手臂與身體夾約45度,啞鈴置於手肘正上方,小手臂垂直地板。此時,要感受到胸肌有微微被拉長的張力。

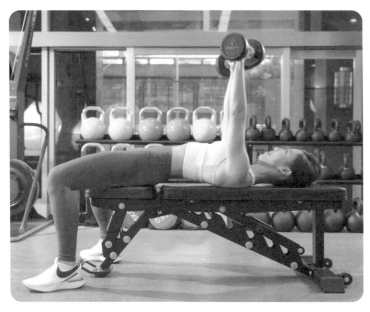

3 吐氣時，將啞鈴推回至動作1。

如果沒有健身房的臥推椅，也可以躺在地上進行，缺點在於雙手下放的深度會被地板限制，因此動作幅度較不完整。

小心！錯誤動作

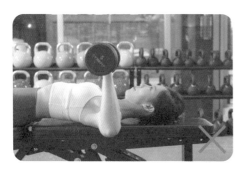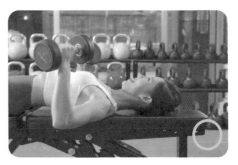

⬤ 千萬不可讓手臂跟身體夾角呈現 90 度，此模式之下，對於肩關節的負擔非常大，長期下來，有發炎受傷，產生「肩夾擠」的風險。

垂直推

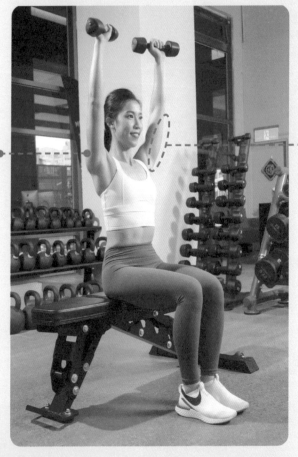

肩膀處的三角肌 •------------------------------• 手臂後側的三頭肌

功能應用	肩關節是一個活動角度很大的關節，但現代人的日常生活中，卻較少完整運用到，因此，多練習垂直方向的推，便能補足此動作模式。在日常的應用當中，若是要將重物（如行李箱）抬至高處，就要利用垂直推的力氣。
強化部位	訓練到肩膀處的「三角肌」，以及手臂後側的三頭肌。如果男生希望能將 T 恤袖子撐得較飽滿，就很適合此訓練。對於女生來說，適度有三角肌的肩膀線條，也能將自己練成衣架子，並且將腰襯得更細一些。

啞鈴肩推

掃描 QR 碼
見影片示範

此動作，近似於將 p.140 啞鈴臥推時的動作軌跡，轉換成身體直立時來進行。如果沒有啞鈴，也可以用寶特瓶裝水來替代，對於許多初學的女性來說，已是很恰當的重量負荷。

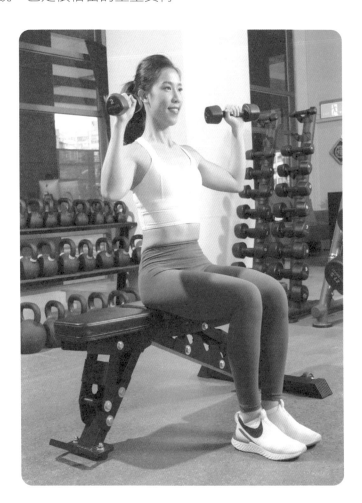

1 身體軀幹保持平直、穩定，不凹背。啞鈴置於頭部兩側。兩手臂呈現像是W的形狀，小手臂維持垂直於地面。

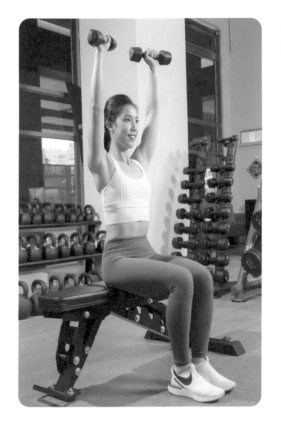

2 吐氣時，將啞鈴往上推至頭頂，維持前臂垂直地板。吸氣時，再緩緩下放至頭部兩側。

過程中勿用肩頸、脖子出力。

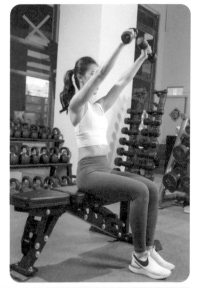

小心！錯誤動作

手臂盡可能置於頭頂上方，不可越推越斜前，造成肩關節過大壓力。

過程中，上半身保持平直，不過度凹腰。

珍珍教練小教室

肩膀活動度較差的退階版本

　　標準版的垂直推需要完整的肩關節活動角度，對於許多長久未訓練，肩關節已經受限的群族來說，較不適合。可以改採後續介紹的【地雷管肩推】的版本來練習。

地雷管肩推

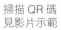
掃描 QR 碼
見影片示範

此動作不需要完全垂直推的角度,會略微斜前,因此適合肩關節活動度較差的族群。且透過此站立的動作設計,全身都需要穩定,能讓核心有更多的參與。

1 雙手虎口托住槓鈴的末端。肩膀不聳肩,手肘自然垂放。

2 吐氣時,將槓鈴一端往上推至斜上方,身體保持平直的情況下,站姿會較為斜前,吸氣放回。

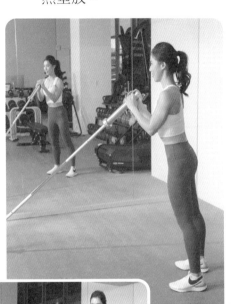

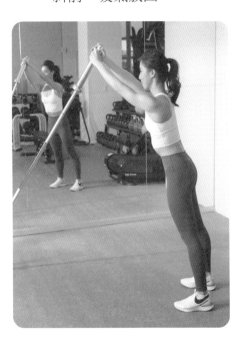

Tips 可將槓鈴底端,抵住槓片中間的孔,即可操作此地雷管肩推。

動作模式

④

拉

....

「拉」的動作模式主要鍛鍊到背肌與手臂肌群。我們會利用拉的方向來分類動作形式，若在身體直立的情況下，將重量由前往後拉，則為「水平拉」，由上往下拉則是「垂直拉」。

現代人的日常生活，胸前緊縮、駝背窩在螢幕前的時間占了大多數，導致身體背側的肌肉經常是虛弱無力的。利用拉的動作形式，便能強化背部肌群，提醒身體找回「直立」的姿勢，經常訓練，有助於改善駝背。

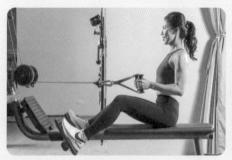
● 水平拉

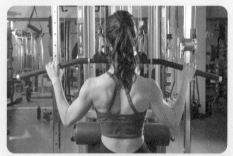
● 垂直拉

水平拉

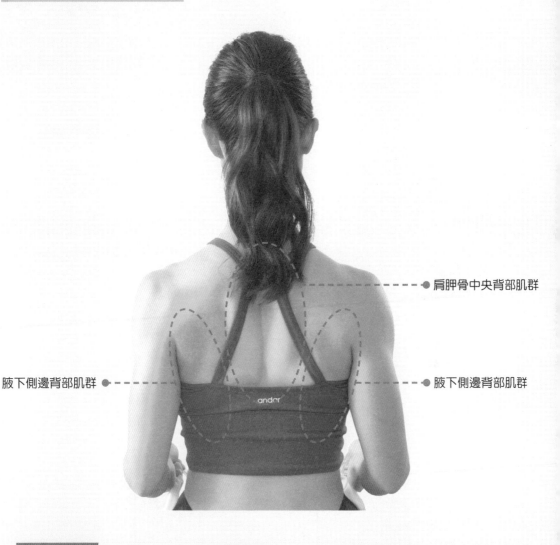

肩胛骨中央背部肌群

腋下側邊背部肌群

腋下側邊背部肌群

功能應用	手提重物，拉開大門等形式，或是身體在任何方向上，需要拉動重物時，便是用到此力氣。
強化部位	主要訓練到肩胛骨往後收的背部肌群。以視覺上來説，駝背容易產生上半身「變厚」、虎背熊腰的錯覺，藉由多加鍛鍊此動作模式，能讓身體比較「挺正」，打造良好姿態。

坐姿划船

掃描 QR 碼
見影片示範

大多數初次嘗試這個動作的人，都會非常喜歡！如果能良好施作，可以感受到背部中央的肌肉出力，喚醒因長年駝背久坐沉睡的背部肌群。

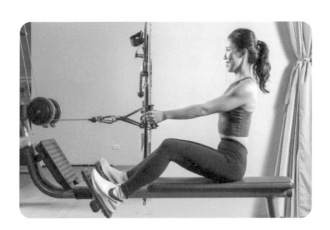

1 坐姿，採取微微挺胸、背部平直的姿勢，肩膀平放不聳肩。雙手自然前伸，握住機器把手，掌心相對。

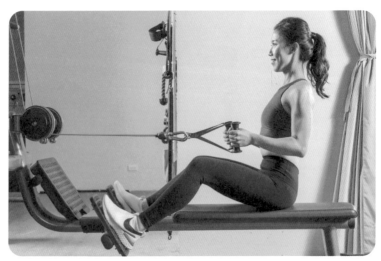

2 吐氣時，想像肩膀往後方收，帶動手肘往身體後方帶。動作到底端時，感受到肩胛骨中央的肌肉收緊。吸氣再放回至動作1。

小心！錯誤動作

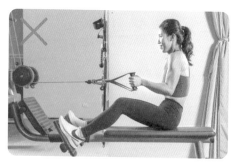

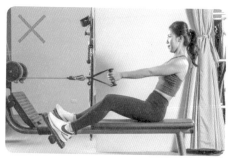

● 往後拉的時候，肩膀保持穩定，勿往
上、往前聳肩。

● 身體保持微微往後 10 度即可，不可太
往後躺，否則背肌無法良好出力。

居家變化版本

若沒有健身房的器材，可以利用彈力帶進行。將彈力帶踩於腳底，膝蓋
微彎，雙手抓握彈力帶兩側。

掃描 QR 碼
見影片示範

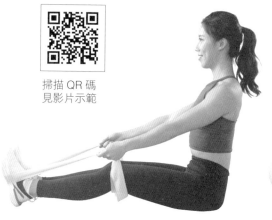

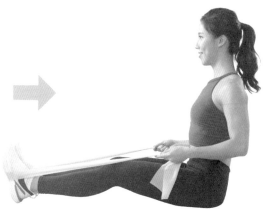

 更多關於駝背的改善技巧，
可以見 p.190。

單臂划船

此動作結合身體俯臥的姿勢，需要核心、全身的穩定控制能力，因此動作的難度較高。而單手水平拉的形式，會結合到「身體旋轉」等平常很少練到的動作形式，也是很好的練習哦！

1 找一適當高度的長椅，單膝採跪姿，另一隻腳則站立於地面，骨盆朝向前方。

2 上半身背部保持平直，不駝背、不聳肩。一手輕撐椅子，另一隻手握啞鈴，自然垂放。

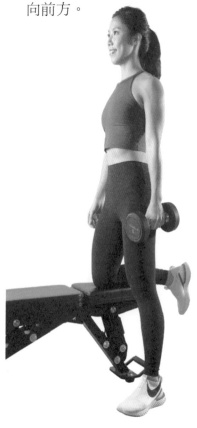
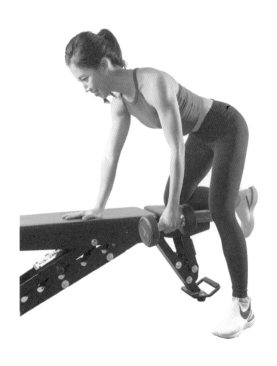

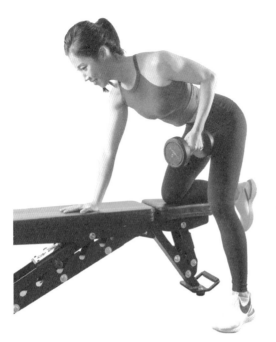

掃描 QR 碼
見影片示範

3 吐氣時，手肘往身體側邊
帶起，感受該側的背部出
力，可以搭配胸口微微往
外旋轉。小手臂保持自然
垂直地板即可。吸氣再回
至動作2。

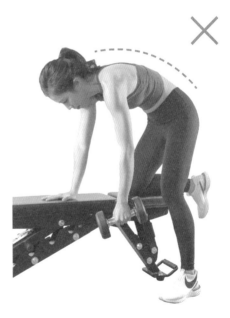

小心！錯誤動作

此動作的核心參與程度，比坐姿
划船還要更高！需要在身體俯臥
的姿勢之下，核心持續穩定，脊
椎保持平直，才能夠協助背部肌
群良好發力。

● 不駝背、不聳肩。

垂直拉

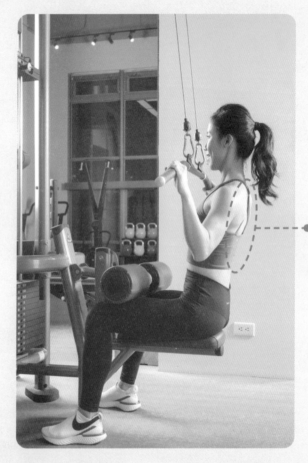

背部與側邊背部肌群

功能應用	生活中較少直接採用垂直拉的形式。但在許多揮拍類的球類運動、需要出拳等拳擊運動中，在手臂前揮之後，身體都必須藉助此力量，煞車將手臂抽回。
強化部位	相較於水平拉比較著重在肩胛骨中央的背肌，垂直拉更能訓練到腋下附近的側邊背部肌群。若能增加此處的肌肉量，能讓身體呈現男性族群較在意的「倒三角」效果，女性也能藉此讓腰線顯得更纖細。

滑輪下拉

掃描 QR 碼
見影片示範

此為垂直拉最基礎的形式。值得提醒的是，不要想像成將重量「拉」下來，而是想像由上手臂「夾」往身體兩側的方式來完成動作，更能感受到側面背肌的參與。

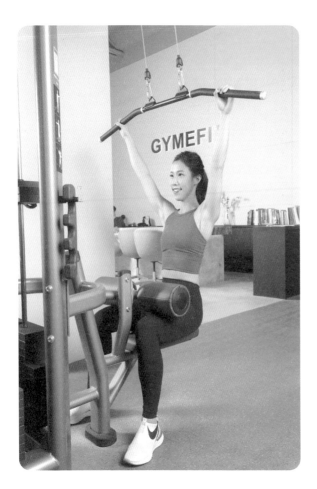

1 坐姿，採取微微挺胸、背部平直的姿勢，雙腳垂直踩穩地面。雙手抓距約肩膀1.5個肩寬。肩膀往下輕放，肩胛骨微收，不聳肩。

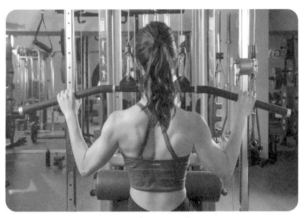

2 吐氣時，肩膀往下放，同時帶動手肘與上手臂往身體兩側夾。槓大約會至下巴處的位置。

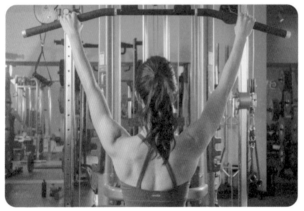

3 吸氣時，將手臂放回至動作1，維持肩膀微微收好，不聳肩。

小心！錯誤動作

小手臂保持約略垂直地面，勿往下壓重量，肩膀過度向前聳的情況之下，會造成肩頸出力過多。

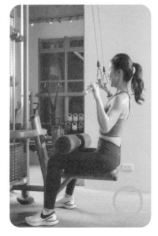
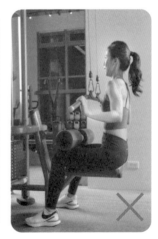

引體向上

掃描 QR 碼
見影片示範

此動作是垂直拉當中，最進階的動作形式。相較於 p.153 的「滑輪下拉」，是將重量由上往下拉，「引體向上」則是握住一個固定的端點，將身體由下往上帶動。因為是全身一起往上，此動作更有核心肌群的參與，對於身體的負荷刺激更大。

1 此動作形式中，更要注意在預備姿勢時，採取肩胛骨微收，不聳肩的形式，否則背肌無法良好發力。

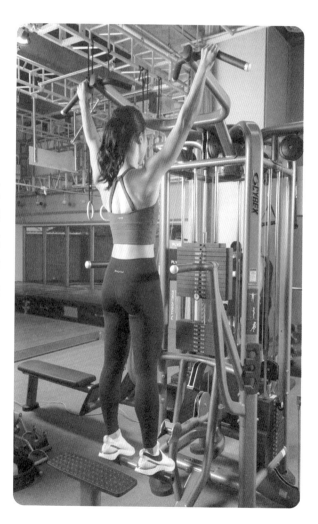

2 吐氣時，挺胸，肩膀下放並
想像手臂往身體兩側夾，以
此將身體往上帶。吸氣放回
至動作1。

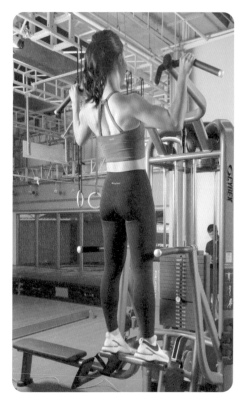

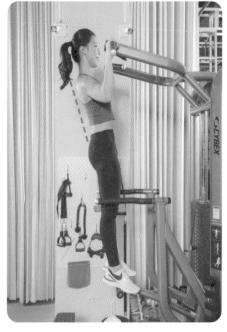

 過程中，身體可以微微往斜
後躺，能誘發更多側邊的背
肌出力。提示自己的身體保
持挺胸，脊柱較直立的狀
態，避免聳肩完成動作。

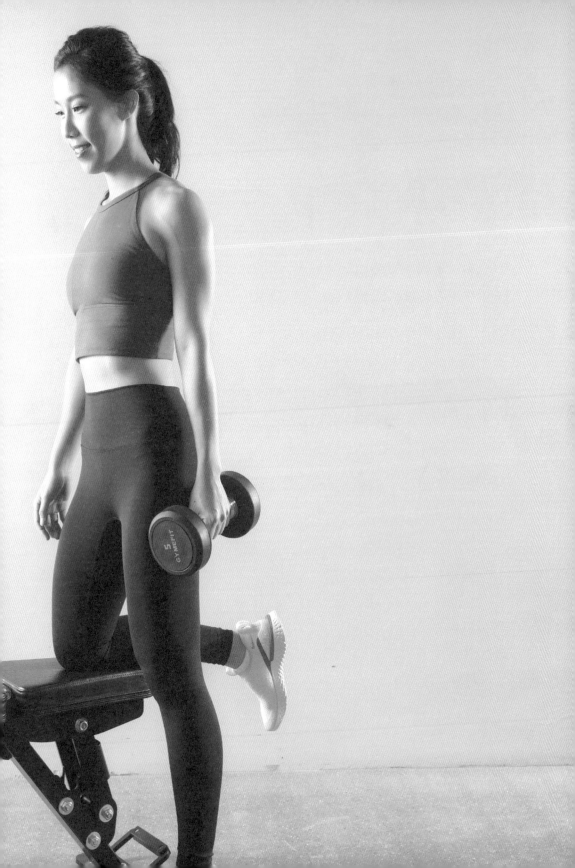

訓練動作列表

著名的 80/20 法則，意即 20% 的事物占了 80% 的重要性，訓練也如此。

可以拿來練習的動作千變萬化，當然不僅限於此動作列表，本書所列舉的很可能只占 20%，但對於初學者，或訓練經驗在一到三年內的訓練者來說，這些已經是非常充足的訓練內容。建議你將 80% 的時間花在這些動作上面，會帶給你訓練的最大效益！

在能夠熟悉各項動作之後，接下來，就是如何透過適當的阻力負荷，來讓自己穩定地進步？既不會操之過急，造成受傷，又能確保有效的肌肉量增長、肌力成長？下一篇，我們會針對如何恰當地「逐步增加負荷？」做完整介紹。

熟悉動作模式 **逐步增加負荷** **適當課表規劃**

模式	動作	
雙腳蹲站	★ **深蹲** 箱上深蹲 p.106 徒手深蹲 p.108 高腳杯深蹲 p.111 背槓深蹲 p.113	★ **硬舉** 壺鈴硬舉 p.116 六角槓硬舉 p.119
單腳	★ **單腳硬舉** 改良式單腳硬舉 p.123 ★ **單腳深蹲** 後腳抬高蹲 p.133	★ **弓箭步** 後跨弓箭步 p.126 弓箭步蹲 p.129 行進弓箭步 p.130
推	★ **水平推** 改良式伏地挺身 p.137 跪姿伏地挺身 p.139 啞鈴臥推 p.140	★ **垂直推** 啞鈴肩推 p.143 地雷管肩推 p.145
拉	★ **水平拉** 坐姿划船 p.148 單臂划船 p.150	★ **垂直拉** 滑輪下拉 p.153 引體向上 p.155

熟悉動作模式

逐步增加負荷

適當課表規劃

什麼是機器訓練、自由重量訓練、徒手訓練？

常聽人家說機器訓練、徒手訓練等等，究竟有何不同之處？哪一種方式適合現在的自己呢？了解各項訓練方式的差異與重點，有助於找到練習的方向。

一、機器訓練

代表利用器材，將身體固定在某種穩定姿勢之下，並依循機器的「軌道」，來讓身體完成特定的動作形式。

在大多數的機器訓練當中，因為身體已經被機器侷限

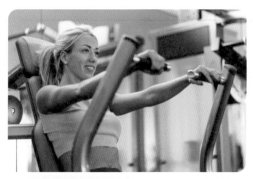

機器訓練，藉由機器的「軌道」，達到特定的動作訓練。

在某種姿勢之下，雖然還是需要出力稍作穩定，但對於軀幹穩定性的挑戰，還是不像自由重量這麼大。因此，機器訓練所需的門檻較低，對於初學者來說，較容易上手。

二、自由重量訓練

代表沒有機器軌道的輔助，僅採用自身來控制啞鈴、槓鈴、壺鈴等負重器材。

舉例來說，本章示範的所有腿部訓練，皆為自由重量訓練。在此

形式當中，更強調身體的穩定性，力求在負荷了一定重量的情況下，也能自行控制身體，做出良好動作模式。

我會建議，若以訓練要加強「身體功能性」的取向來說，建議多加進行「自由重量」的訓練形式，降低對於機器的依賴，畢竟在真實世界裡，不會有器材軌道來帶領身體。

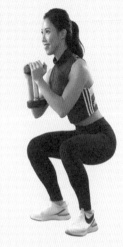

自由重量訓練，以啞鈴、槓鈴、壺鈴等負重器材輔助訓練。

三、徒手訓練

跟自由重量的訓練比較類似，但所謂的「徒手」，就是指不使用任何的負重器材，僅使用自身體重來當作阻力。

因為缺乏器材，訓練的限制因素較多。以下肢來說，人的下肢力量較強，徒手深蹲、徒手弓箭步，很快便對腿部來說強度不足。而以上肢來說，徒手訓練的強度又會太高，標準的一下引體向上、標準在地板上的一下伏地挺身，對於大多數的初階訓練者，難度都非常高，就不太適合。

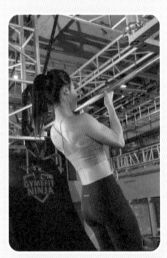

徒手訓練，利用自身體重來當作阻力。

如何循序漸進增加重量負荷？

「這我做不來吧」、「看起來就很容易受傷，還是不要嘗試好了。」是許多民眾不敢嘗試肌力訓練的原因。然而，這是對於訓練的誤解。

「重量」一定容易讓人受傷嗎？

肌力訓練常讓人望之卻步的地方，在於「重量」，總讓人跟「受傷」做聯想。以肌力成長的三階段過程「破壞 ➔ 修復 ➔ 成長」來說，足夠的重量對於身體成長當然有其必要，重量太輕，則給予身體的刺激不夠，很可能不足以達成肌肉成長的門檻，然而，若重量太重，則無法用良好的品質來完成動作模式，甚至增加受傷風險，訓練本是為了要健康，結果適得其反。

因此，肌力訓練必須根據自身情況，來循序漸進調整最適合的負荷，不可能大幅超出身體能力範圍。

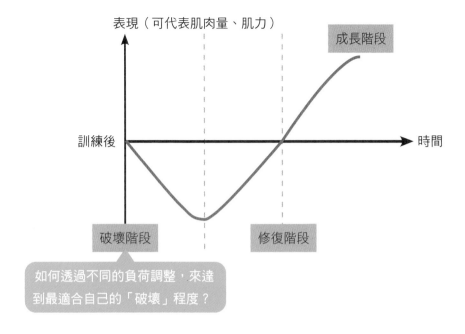

且「重量」其實也只是肌力訓練中，增加負荷的其中一種元素，這些元素，我們稱作「參數」。除了重量一途，其它參數包括：操作次數、動作組數、組與組之間的休息時間，甚至連動作的速度，動作施行的完整幅度，都能對身體造成不同的壓力感受。

因此，增加負荷的方式是很多元的！在教學上，有時候我們即使不調整啞鈴的重量，也能透過多做幾下、休息短一點、多做幾組，來讓學生感受到「啊！實在有點吃力啊！」相反的，如果真的太超出身體能力，也很容易進行調整，甚至可以直接改成別的動作類型，做不同難易度的進退階版本。

接下來，就是要教你如何採取最適合自己的負荷。

→ 在訓練時，拿多重才適合自己？

→ 休息時間要安排多久？

→ 動作應該要重複進行幾組？

→ 初學階段，或訓練了一陣子之後，要做什麼相應調整？

當我們了解各種負荷相關的「參數」之後，便可以為自己安排出最適合的訓練，達到確實有效的進步。

肌力訓練的不同「參數」介紹

一、重量

「重量」是最常見的負荷方法，這也是為何肌力訓練常被稱作「重量訓練」，簡稱重訓。

重量的形式很多元，最基本的重量就是我們的自身體重，稱為「徒手訓練」。

徒手訓練不需要任何器材，隨時隨地都可進行，非常方便，但因為很難調整出適當的負荷，在訓練上有其限制。

舉例來說，人的下肢肌力較強，無論是「雙腳蹲站」、「單腳」的動作形式，僅採徒手訓練，到後來很容易強度太低，這時就需要借助器材來當額外的重量負荷，常見可以兩側手持啞鈴、壺鈴等類型。

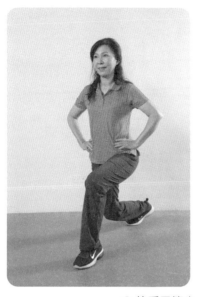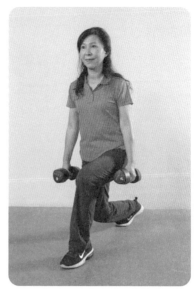

● 徒手弓箭步 v.s. 負重弓箭步

　　而以「拉」的動作模式來說，若想要練習垂直拉的動作形式，徒手引體向上的強度又太高，若不是藉由機器輔助，很難好好做出完整的動作。這時候，機器就是一個理想的辦法，可以透過重量的設定，循序漸進的練習。

　　因此，為了適應不同的訓練形式，負重的方式有很多種：自身體重、啞鈴、壺鈴、機器阻力、彈力帶阻力、槓片、六角槓等等。

想要好好進行肌力訓練的民眾，若在健身房的選項之外，想要居家進行訓練，以初學者來說，建議男性族群可以購買一對 6 ～ 12 公斤之間的啞鈴，女性族群則可以從 3 ～ 8 公斤之間挑選。有適當的負重器材，才能給自己較完整的訓練效果。

二、次數

　　另一種為身體增加負荷的常見方式，就是增加動作操作的次數。而次數跟重量，是相呼應的兩個概念。

　　當重量較輕，動作能完成的次數則相對增加；

　　若重量增加，則可以用好品質所完成的動作次數也會減少。

　　以深蹲為例。若是徒手深蹲，大部分人只要掌握了動作模式，幾次練習下來，也許能蹲到五十下以上（最後可能取決於意志力與耐心！），但卻是效率低落、強度又太低的行為。但若採高腳杯深蹲（p.111）的形式，手持一定重量的啞鈴，屆時可能蹲到十五下就會覺得有點吃力。

　　「重量」與「次數」應該如何設定最適當？眾多的科學研究發現，當動作的次數落在 8 ～ 12 下這個範圍之內（也代表負荷了足夠多的重量，讓身體僅能完成 8 ～ 12 下），可以給予肌肉量成長最好的效果。

　　然而，不同的重量、次數的搭配，能帶給你稍有不同的進步效益。可以區分為以下三種進步效果：

1 肌肉「耐力」的增強：代表身體可以耐受不停重複操作動作的能力。

2 肌肉「量」的增加：肌肉在重組修復時，肌肉纖維加粗，帶來肌肉「體積」的增大。

3 「力量」表現的增進：在相同的肌肉量之下，神經系統「徵招」肌肉發力的能力變好，帶來肌肉「力量」的增強。

而使用不同「重量 × 次數」的組合，例如「輕重量 × 高次數」、「中重量 × 中次數」、「大重量 × 低次數」，帶來的成長效益，便有所不同。

成長效益	重量 × 次數的搭配
肌耐力增強	如果重量較輕，能完成約 15 ～ 20 下，甚至更多，給予身體的刺激比較和緩，最主要能加強「肌肉耐力」。
肌肉量增加	當重量較重，次數落在只能完成 8 ～ 12 下的範圍內時，因為重量頗足，次數又多，最能給肌肉造成微創傷的破壞效果，「肌肉量增長」的效果最佳。
力量表現增進	當重量趨近極限，動作只能完成 1 ～ 5 下時，更需要良好的身體技巧，讓全身的肌肉精準地同時發力幫忙，帶來的是肌肉「力量表現」上的突破。

只要經過認真訓練，三種效益當然都會得到，只是「主要收穫」不同而已，不需太過擔心！我建議將主要目標放在「肌肉量的增加」，大部分的動作都選擇能操作 8 ～ 12 下左右的重量，就可以最好的兼具這三種效果。

三、休息時間

大多數的有氧運動都是長時間不間斷的，並不會討論到中間的休息時間，肌力訓練則不同。

在肌力訓練中，當我們負荷了重量，盡力完成一定的次數之後，需要有恰當的休息時間來讓我們的能量「回補」。有適當的休息，身體才有辦法再次面對下一組的挑戰。

而若重量、次數的參數不變，縮短休息時間，也是一種為身體增加負荷的方式。（想想多少學生會在教練說：「休息結束，我們開始吧。」之後大驚失色！）

適當的休息時間是一個很重要的訓練環節。對於初學者來說，如果休息時間太短，身體還沒恢復好，造成動作品質下滑，除了受傷風險增加，也很難真正給予肌肉良好的刺激，訓練效果反而打折扣，但如果休息時間太長，效果也不彰。

在一般的設定之下，通常我們會在組跟組之間，休息一至兩分鐘。而這個參數，一樣也會依據不同的主要效益來做調整。

成長效益	休息時間
肌耐力增強	如果是希望肌肉的耐力增加，休息時間相對就要縮短，約 30 秒～ 1 分鐘即可，但採取的負荷就會相對較輕。
肌肉量增加	身體要準備好面對一定的負重，建議可以休息 1 ～ 2 分鐘之間。
力量表現增進	若是要讓身體準備好面對非常重的重量，則花上 2 ～ 5 分鐘的休息時間，都在合理的範圍之內。

四、訓練組數

每個動作的組數其實沒有一定的限制，但是在一般的設定之下，同一個動作基本上會做 3 ～ 4 組，接著便可以換到下一個動作。

同一個動作至少進行 3 ～ 4 組，是因為身體需要足夠的訓練量，來重複給予相同刺激，才有辦法達到破壞效果。而且透過重複的練習，身體的學習效果也才能夠更好，一次僅淺嚐，身體無法深刻記著，3 ～ 4 組就像重複拓印，讓身體正確的出力模式，能更清晰留下。

倘若在訓練中，將每次的訓練組數增加（例如將組數從 3 組增加到 5 組），也是一種為身體增加負荷的方式。

如何循序漸進的增加負荷？

了解「重量、次數、休息時間、訓練組數」這幾項參數之後，最重要的是，如何循序漸進的調整強度，以作出最適合自己的訓練安排？我建議的訓練安排如下：

【初學階段】採用輕重量、高次數，熟練動作模式

初學動作模式的時候，建議先採用很輕的重量，高重複次數（16下以上）的訓練方法，先熟練動作模式。

在此階段，最要求的是身體的正確發力，例如，避免用聳肩完成動作、避免錯用下背部、正確利用臀腿來發力。能感受到自己的身體穩定、順暢完成動作之後，才可以嘗試增加一些負荷。

學生常在此時疑惑了一下，「我覺得剛剛的重量挺輕的，不是很累。」

我會笑笑接著說：「我知道，我是要讓你的身體學會正確發力，之後就會加重了啦！」

值得注意的是，身體的學習是需要時間的。即使在第一次嘗試動作的時候，感覺自己「稍稍」掌握到訣竅，等到下一次再訓練的時候，還是很有可能生疏，這是非常正常的事！對於健身新手來說，身體需要至少 8 ～ 12 週的時間，才能完全適應一個新的訓練動作。而這個時間，會依據身體素質、過往運動經驗、年齡，以及練習頻率所影響，可以縮短，但也有可能更長。

　　許多未經訓練、肌力已經明顯減弱的長者，即使不拿任何重量，僅用自身體重進行腿部練習，也可能強度已經過高。在初學階段就需要把次數減低，少則 5 下，多則 8 下，把訓練重點放在「熟悉模式」即可。

【成長階段】動作熟練之後，採取足夠的負荷來給予身體刺激

　　能夠掌握動作，身體比較會正確發力之後，就會進到「成長階段」。絕大多數時間，就要使用足夠重的負荷，來讓身體真正引發適應、成長的現象。

　　一般人最適合的重量、次數、休息時間、訓練組數的安排如下：

參數	負荷量
重量選擇	採用大約可以做 10 ～ 12 下的重量（所以要有足夠的負荷！）
次數設定	跟重量相呼應，就是落在 10 ～ 12 下左右（如果發現這個重量有辦法做快 20 下，請增加重量）
休息時間	約 1 分半（如果僅休息 30 秒，就覺得準備好可以做下一組，那就是重量的選擇太輕）
組數	基本以 3 ～ 4 組為主

　　這個設定，最能夠帶來肌肉量成長的效果，也會同時兼具肌耐力的增加、力量上的增強。對於訓練經驗一到三年內的訓練新手，只要用上述的原則，扎實持續鍛鍊，身體一定能看到進步。

而針對年齡較長，開始訓練時身體狀況較差的訓練者（尤其以六十歲以上），因為身體恢復的速度較慢，因此要將訓練的「壓力值」減少。各項參數建議調整如下：

參數	負荷量
重量選擇	使用更輕的重量，大約 15 下左右的重量，「肌耐力」的增強優先。
次數設定	跟重量相呼應，次數可重複約 15 下。
休息時間	約 2 分～ 2 分半。
組數	訓練組數減少至 1 ～ 2 組即可，但可以使用更多的動作數，安排更多元、均衡的訓練內容。

　　但如果在經過一段時間的訓練之後，身體機能明顯增強，越來越強壯，當然可以調整參數，將強度適當的增加囉！

使用「自覺強度量表」，判斷最適合的負荷

　　許多人無法持續進步，甚至造成訓練受傷的原因，在於沒有根據自己的實際身體狀況，來調整訓練的強度。

　　以「重量」這一項最常見的負荷來說，最重要的，在於觀察自身的身體能力，給予最適合它當下的重量。如果覺得原本的重量越來越輕鬆，就要慢慢嘗試增加一些重量，身體才能持續進步。相反的，若當天訓練的時候感覺狀況不佳，也不用堅持原本的重量，可以選輕一

點的負荷，否則可能導致受傷。

怎麼樣的訓練強度才適當？

在教學的時候，我經常在學生做完該組動作之後，詢問他們：「1～10 分累，1 分是最輕鬆，10 分是最累，你覺得幾分累？」

這是一個簡單的強度監測的作法，叫做「自覺強度量表 RPE」（Rating of Perceived Exertion）。

自覺強度量表 RPE

RPE 分數	身體感覺
10 分	**最大強度** 幾乎無法維持，無法說話
9 分	**非常高強度** 強度高到難以維持動作
7～8 分	**高強度訓練** 挑戰達到不舒服的邊緣
4～6 分	**中度訓練** 感受到挑戰，可說話但小喘
2～3 分	**輕度訓練** 可以一直連續，可邊做邊聊天
1 分	**非常輕度訓練** 幾乎無感覺，比看電視累一點而已

一般建議，可以將強度控制在 7 分左右，並視當天身體情況在 6 ～ 8 分之間調整。

這個方法的安全性是，每次訓練時我們的身體狀況並不會都一樣，可能會受最近工作壓力、前天睡眠、當天心情好壞的影響（身心是一體的，心理確實也會影響身體啊！），用「自覺強度量表」這個方法，可以幫助自己控制在安全又有效的訓練強度。

如果訓練當天的狀況不錯，就可以將每一組的重量、次數設定在 7 ～ 8 分累，以此來判斷是否要增加次數或重量，又或者應該要酌量減低負荷。這個強度區間，能讓自己在最小的受傷風險之下，達到最大的訓練效果。（結果學生後來都知道了，最安全的回答就是 7 分！所以教練還是會依據學生的面部表情與生理反應來做判斷依據啦！）

而如果當天訓練時，身體狀況不是在最理想的狀態，也可以視情況，調整成 5 ～ 6 分強度即可。甚至當天採取完全休息，不要訓練，也是恰當作法。

▶ 準備好，開始為自己安排訓練課程吧！

本篇教你在每一個動作的訓練中，透過重量、次數、組間休息、訓練組數，來給予身體最適合的負荷，這是「點」的進化。

在下一篇當中，我們將點連成「線」，告訴你如何規劃一次的整體訓練時間，每次要練幾個動作？不同動作之間如何取捨與安排？

最後，也要將「面」串起，探討一週數次訓練的規劃方式，並考量進身體的修復時間，為你安排最完整的訓練計畫。

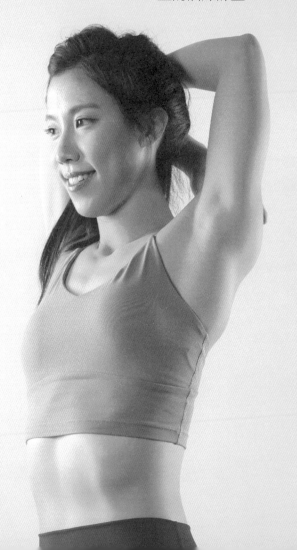

如何安排 訓練課表？

一個完整的訓練計畫，由三個面向組成：訓練頻率、訓練量、動作課表，以下將一一介紹。

訓練頻率

訓練頻率是最重要的先決條件。每當有民眾詢問，這麼多的動作，每次應當安排哪些動作練習？怎麼練？我問的第一個問題都是：「你一週訓練幾次？」而每週練幾次，也取決於你希望達到的目標，以及在生活的整體條件之下，你所能安排出的訓練時間。

建議一週兩次，且要安排身體修復的時間

美國醫學會二〇一八年最新出版的【身體活動指南】指出，如果想要「維持健康」，建議一週進行 150 分鐘的心肺適能運動，以及一週進行 2 次的肌力訓練。

　　以此為參考基準，我建議剛開始嘗試肌力訓練的初階者，可以先從一週 1 ～ 2 次開始。一週 1 次已經是很不錯的起點，能讓身體慢慢適應訓練的強度，心理上也能調整至新的生活型態，而能做到一週 2 次，就能給予身體較完整的訓練，以「達成健康」的效益來說，是最理想的狀態。

　　但如果希望改造身材、體態雕塑的效果更明顯，一週至少要進行到 3 次以上的訓練，才能完成足夠的訓練量，讓肌肉量能有更大幅度的增長。若訓練計畫安排得宜（後續有更詳盡解說），一週訓練 4 ～ 5 次，能讓你在一段可見的時間之內，給予身材樣貌帶來明顯變化。

　　當然，上述的訓練頻率是以「目標」區動。可行的訓練頻率，還要考量身體的修復時間。

考慮身體的修復速度

　　訓練，並不是越多越好。還記得肌肉成長的過程圖嗎？肌肉實際是在休息的時候成長的，訓練的當下其實是在對肌肉進行破壞，因此也務必要考量進身體的修復時間。

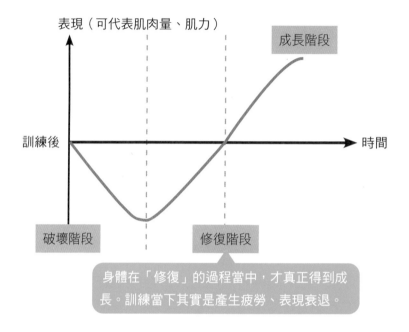

身體在「修復」的過程當中，才真正得到成長。訓練當下其實是產生疲勞、表現衰退。

天天進行高強度的訓練，除了在「毅力」層面上，本來就較難實踐之外，更重要的是，身體若沒有經過適當的修復時間，不可能來到成長的最佳狀態，甚至產生「過度訓練」的負面影響。

在一次有強度的訓練過後（注意，前提是強度足夠，可以參考p.173「自覺強度量表」中的 7 分強度以上），肌肉需要 48 ～ 72 小時的時間來恢復，且年齡較長的訓練者，需要的恢復時間更長。

在一週 2 次的訓練頻率之下，身體還能有合宜的修復速度，但也可以將訓練部位分開，例如一次專注練上半身的肌群（如推、拉），一次練下半身的肌群（雙腳、單腳動作）。而如果一週進行 3 次以上的訓練，則建議每次都要分不同肌群練習，如此的間隔下來，各肌群也有比較充分的恢復時間。

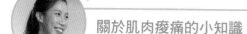

珍珍教練小教室

關於肌肉痠痛的小知識

延遲性肌肉痠痛

　　許多人會發現，在一次有強度的訓練過後，常常隔天沒有明顯的痠痛感，再隔一天才會有強烈感覺，因而感到很神奇。這叫做「延遲性肌肉痠痛」（DOMS），是很自然的現象唷！每個人體質不同，有些人的延遲性痠痛特別明顯，肌肉的痠痛感會在訓練後的第 36 ～ 48 小時才達到高峰。

訓練成效，不等於肌肉痠痛

　　痠痛不代表訓練效果，沒有痠痛，並不代表沒有練到。通常身體會在一次強度特別高的訓練，或者是進行比較不適應的訓練過後，才特別容易感到痠痛。不需要刻意一直追求訓練後的痠痛感，如此一來，可能會導致訓練過度，也增加受傷風險。

訓練量

　　在每次訓練當中，安排 4 ～ 6 種不同的動作，而每個動作重複練習約 3 組（可落在 2 ～ 4 組），就是一個基本的訓練量安排。

　　有時候學生會問我：「這幾種動作有什麼不同？鍛鍊到的肌群不是差不多？我不能就練一種動作就好了嗎？」訓練需包含數種不同動作的練習，原因除了會感到無聊之外！也是為求訓練的均衡：

一、給予肌肉不同角度的刺激

　　透過數種不同的動作，才能給予肌肉不同角度的刺激，帶來完整鍛鍊。舉例來說，在四大動作模式的訓練當中，我們都安排了不同的動作系列，例如「雙腳蹲站」有「深蹲」、「硬舉」兩種系列，肌肉

刺激的比例就不同，深蹲系列較著重大腿前側的肌群，硬舉系列則偏重臀部與大腿後側的肌群。

二、避免身體的發展失衡

透過多元的動作形式，身體的發展才能「平衡」。舉例來說，光是「推」與「拉」的動作模式，也各有垂直、水平的不同方向練習，能給予肩關節完整的活動與訓練。否則，失衡的訓練計畫，很可能在長期下來讓關節承受不當壓力，反而造成身體受傷的風險。

但訓練量，也不是追求越多越好。人在單次訓練中，身體的耐受度有限，更重要的是，「心神的專注度」也有限。在一次的訓練當中，考量進訓練前的熱身、訓練後的收操，以及每一組之間需要的休息時間，完整的訓練時間可落在 1 ～ 1.5 小時即可。

動作課表

有了恰當的訓練頻率、適當的訓練量安排，最重要的，當然就是安排出有效的動作課表了！

動作課表有一個可愛的別名，叫做「菜單」，也可以想成是便當的菜色。在數種菜色搭配當中，我們講求營養的「均衡」。

但是菜色怎麼挑呢？我們一直強調，肌力訓練應該以「訓練動作模式」的角度出發，因此，在動作的挑選上，從「四大動作模式」來下手並做平均分配，就是一個有邏輯又均衡的安排方法。

珍珍教練的 *40⁺50⁺60⁺*
增肌慢老重訓課

模式	動作	
雙腳蹲站	★ **深蹲** 箱上深蹲 p.106 徒手深蹲 p.108 高腳杯深蹲 p.111 背槓深蹲 p.113	★ **硬舉** 壺鈴硬舉 p.116 六角槓硬舉 p.119
單腳	★ **單腳硬舉** 改良式單腳硬舉 p.123 ★ **單腳深蹲** 後腳抬高蹲 p.133	★ **弓箭步** 後跨弓箭步 p.126 弓箭步蹲 p.129 行進弓箭步 p.130
推	★ **水平推** 改良式伏地挺身 p.137 跪姿伏地挺身 p.139 啞鈴臥推 p.140	★ **垂直推** 啞鈴肩推 p.143 地雷管肩推 p.145
拉	★ **水平拉** 坐姿划船 p.148 單臂划船 p.150	★ **垂直拉** 滑輪下拉 p.153 引體向上 p.155

　　接下來，我們會以一週訓練一次，與一週兩次的訓練課表來做安排示範。

一週訓練一次

　　一週一次已經幾乎是最低的訓練量，在這樣的限制當中，每次都希望全身均衡訓練到。因此，若每次能練 4 ～ 6 種動作，建議從四大動作模式當中，每種動作模式皆挑 1 ～ 2 種動作來練習。

訓練課表－全身

動作模式	動作名	訓練量	訓練強度
雙腳蹲站	高腳杯深蹲 p.111	每個動作 2～4 組，每組 10～15 下	自覺強度 6～8 分左右
單腳	後腳抬高蹲 p.133		
單腳	弓箭步 p.129		
推	伏地挺身 p.137		
拉	坐姿划船 p.148		

而下週的練習，就可以改挑其他種動作。例如「雙腳蹲站」改練壺鈴硬舉，「拉」改練滑輪下拉。

一週訓練兩次

考量到學習效果、肌肉恢復的狀況，建議一天專注於訓練上半身的動作模式【訓練課表 A】，另一天則訓練下半身的動作模式【訓練課表 B】。

訓練課表 A－上半身

以上半身來說，可以區分為「推」跟「拉」兩大動作模式。每次訓練裡，建議都要完整安排到。

以下的範例當中，設計了四個動作，兩種「拉」的練習，兩種「推」的練習，並且採取不同方向的推、拉，給關節完整、不同方向的刺激與活化。

珍珍教練的 *40+50+60+*
增肌慢老重訓課

動作模式	動作名	訓練量	訓練強度
拉－水平拉	坐姿划船 p.148	每個動作 3 ～ 4 組，每組 10 ～ 15 下	自覺強度 6 ～ 8 分左右
拉－垂直拉	滑輪下拉 p.153		
推－水平推	伏地挺身 p.137		
推－垂直推	啞鈴肩推 p.143		

訓練課表 B －下半身

　　以下半身來說，可以區分為「雙腳蹲站」跟「單腳」兩大動作模式。每次訓練裡，建議都要完整安排到。

動作模式	動作名	訓練量	訓練強度
雙腳	高腳杯深蹲 p.111	每個動作 2 ～ 4 組，每組 10 ～ 15 下	自覺強度 6 ～ 8 分左右
單腳	後腳抬高蹲 p.133		
單腳	單腳硬舉 p.123		
單腳	行走弓箭步 p.130	12 公尺，3 組	

　　腿部的訓練通常強度較高，初學者常常無法耐受單次完整的下半身訓練。在這樣的情況之下，一週兩次的訓練，每次都可以採「全身」的訓練課表，就可以參考【一週訓練一次】的安排法，但是每週進行兩次。

使用「漸進式超負荷」，讓身體持續進步

在訓練與訓練之間，我們可以採用「漸進式超負荷」（Progressive Overload）的概念，為自己帶來持續的進步。

漸進式超負荷的「超負荷」指的就是給予略超過現狀的刺激，而「漸進式」則代表逐漸增加刺激的量。

身體的進步無法一蹴可幾，「逐漸增加」是其中關鍵。我們可以透過幾種方式來達成。

一、重量不變，增加動作次數

相較於「重量」，建議都先從「次數」開始增加最安全。若上次的高腳杯深蹲只能穩定操作 10 下，隔週的訓練中，可以嘗試用相同重量，穩定做 12 下，便是一種漸進式增加負荷的作法。而增加的次數至多到 16 下，就可以改增加「重量」了，否則進步的效益遞減。

示範安排：4 組高腳杯深蹲

重量 -- ／次數 ⇧	
7.5kg / 10 下	7.5kg / 10 下
7.5kg / 10 下	7.5kg / 12 下
7.5kg / 10 下	7.5kg / 16 下
7.5kg / 10 下	7.5kg / 16 下

隔週 ➡

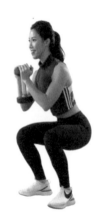

二、增加重量，但動作次數不變（或酌量減低次數）

若弓箭步蹲，已能雙手持 4 公斤蹲 12 下，且在數週的訓練中，都有此穩定表現，則下次的訓練，可嘗試雙手拿 6 公斤來練習。為了確保動作品質，第一次嘗試可以減少為 6 公斤只蹲 10 下，若身體反應是正面的，雖然稍顯吃力，但還是能穩定完成，則下一組就可以使用 6 公斤蹲 12 下。如此一來，就能安全地漸進式增加負荷。

示範安排：3 組弓箭步蹲

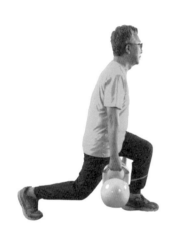

重量 ⬆／次數 --		
4kg 蹲 12 下		6kg 蹲 10 下
4kg 蹲 12 下	隔週	6kg 蹲 12 下
4kg 蹲 12 下		6kg 蹲 12 下

三、動作難度增加

舉例來說，當高腳杯深蹲也較為熟悉之後，可以改成更高難度的「單腳深蹲」練習，就可以為身體增加更進一步的負荷。在動作示範的篇章當中，介紹了不同動作間的難易度差異，可以參考並安排。

除此之外，我們還可以採用兩種方法，來讓自己達到有效的「漸進式超負荷」。

一、有意識的紀錄自己每次訓練的指標

　　「重量」是一個較明顯的成長指標（因次數、休息時間、訓練組數，會處在差不多的範圍之內），建議初學者在進行訓練時，可以簡單紀錄曾經練習過哪些動作，而該動作的重量為何。若長期觀察下來，同樣的動作能負荷的重量有所成長，就是一個很好的進步指標哦！

二、採取自覺強度量表

　　在上一篇當中，我們介紹過利用「自覺強度量表RPE」來判定每次訓練的強度。當身體素質慢慢成長，很可能每次在同樣的重量、次數之下，身體已非常適應並能輕鬆負荷，則自覺強度很可能會從7分降至5分。既然發現此狀況，就可以幫自己增加動作次數或重量負荷，重新回到強度7分的狀態。用此方法，就能夠動態做適度的調整，帶給自己確實有效的訓練強度！

珍珍教練小教室

不需要每次訓練都追求漸進式超負荷

我們的身體狀態是動態波動的，簡言之，身體沒有每天在過年的！並不需要每次訓練都追求漸進式超負荷，只要長期下來，往此大方向邁進即可。一昧的追求每次訓練都要比上次更進步，有時反而是危險的行為。

因此，每次訓練時，聽自己身體當下的聲音，做最適合的調整，甚至有時候給自己較輕鬆的訓練也沒有關係，才是能夠長遠進行，真正維持健康的辦法。

最後，我想要給你的提醒是，從來沒有所謂「最好的」訓練安排。上述我們提到了安排訓練的大方向原則，都只是在給你工具，而如何活用這些工具，才是最大的課題。

不要過度追求最理想、進步最快的安排方法，唯有訓練真正融入你的生活日程當中，能夠在你的生活、工作、家庭、各式各樣的壓力與待辦事項之間，取得一個平衡，這些訓練計畫才有實現的可能。

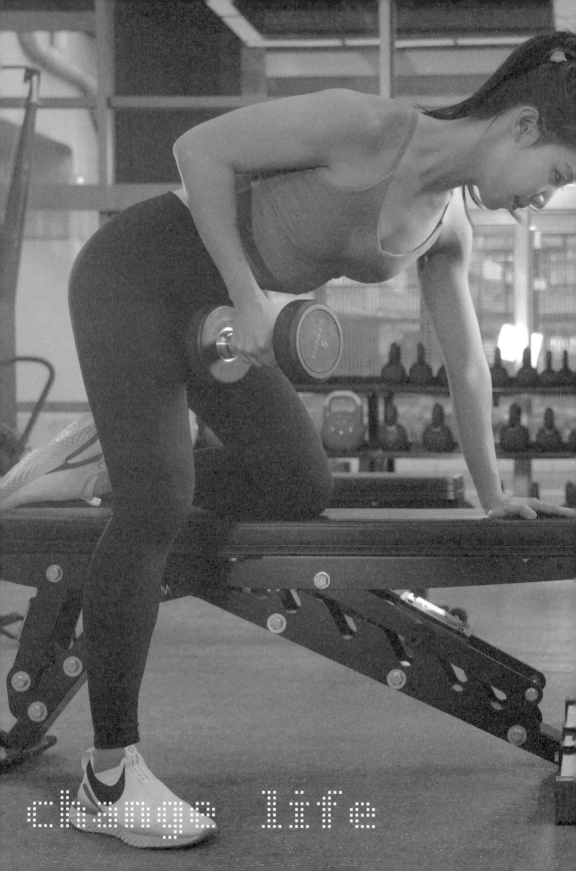

change life

第四章

對症加強訓練

「我的膝蓋不舒服，還能深蹲嗎？」

「我很想改善我的駝背，除了一般訓練外，還能怎麼加強？」

每個人訓練前的身體狀況不同，本章便是「對症加強」。從不同案例中，深入剖析如何應對與強化。看見別人的改變歷程，相信你也能找到解決自己身體議題，以及讓體態更美好的方法！

改善駝背，
找回年輕好體態

我曾在一場合作當中，詢問一位年過六十歲，但看起來活躍、開朗，依舊很有魅力的女士，讓自己看起來年輕有自信的祕訣是什麼？她說：「一個字，『挺』。」

這個字，卻說中了太多人。

駝背、站姿慵懶等身體的「不良姿勢」，都容易讓人沒精神，更顯老態。我也曾遇過許多民眾表示，自己隨著年紀增加都會有「上半身變厚」的感覺，其實只要觀察他們上半身的姿勢，都會發現很可能就是駝背、包肩，所造成的「虎背熊腰」錯覺。

這些姿勢不良的現象，是長期生活習慣與缺乏運動所造成。現代人多半呈現上半身習慣往前縮、背部駝背的坐式生活型態，經年累月下來，若沒有多加運動，背部肌群長期無力，身體其他處緊繃的情況之下，只讓不良姿勢更加僵化，有些人甚至有可能引發頭痛。

這些情況，都能透過長期的肌力訓練得到改善。更棒的是，即使你並不是刻意要透過肌力訓練來改善駝背，它也會是你長期訓練之

下，必定收穫的美好禮物。

我的一位學生，便在不經意之下迎來這項美好改變。

曾以為是腫瘤的頸後「富貴包」，訓練後改善許多

這位女學生，叫做黃婉玲，年紀五十初頭，體型中等，臀部、腹部有一些中廣，但四肢偏細。開始健身的原因，是因為有感於力氣下滑、體力變差，而想要增長肌力。

訓練了半年多後，有一天，她很驚喜的告訴我：「教練，我的脖子後面的一大塊不明『腫瘤』消失了好多！」

她解釋，脖子後方長年一直有一個很明顯的硬凸塊，以前很擔心會不會是什麼腫瘤？曾經去醫院掛了好多科，檢查結果都沒有問題，四處探尋還是不曉得這個腫包哪裡來的。開始訓練以後，卻發現長年困擾的頸後腫包，意外被改善了。

我聽了以後，給了她一個了然於心的微笑：「那是因為我們長期的努力啊！」

黃婉玲的上半身體態，在訓練之前，呈現較為駝背的樣貌，並且也有「烏龜脖」、「包肩」等不良姿勢。她歸因於自己個性急，工作又是快節奏，要經常性的走動、招呼客人，因此肩膀經常聳著、胸口縮著往前快走。

這個脖子後方的腫包，俗名稱「富貴包」，就是這樣長期姿勢不良之下，經由後天影響而來的。只要透過循序漸進的肌力訓練，找回身體較為「挺正」的姿勢，就有機會得到改善。

因此，這份天外飛來的禮物，其實來的合情合理。訓練半年多下來，她的體態好了許多，曾困擾的「無名腫瘤」，當然也改善許多。

靜態姿勢評估，看出體態殺手

黃婉玲的情形，其實符合非常多人的情況。在訓練學生前，我們通常會透過觀察正面、側面的「靜態姿勢」來評估，身體是否有對齊不佳的不良姿勢。

良好體態

正面

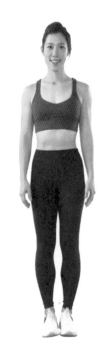

→ 肩膀左右邊對齊，沒有高低肩。

→ 兩手臂與身體的距離一致，沒有不相等的狀況。

→ 兩手掌的虎口朝前，置於身體兩側，手掌沒有擋到身體。

側面

→ 檢查身體是否能有垂直連線：耳垂—肩膀—骨
盆—膝蓋—腳踝。

→ 小拇指的位置大約為於大腿正側邊的中間。

→ 視線平視前方。

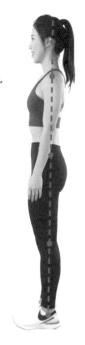

不良體態

駝背

判定方法：上背部的脊椎，從側面看起來呈現
往前彎的 C 型。

　　要注意的是，很多人雖然有提醒自己抬頭
挺胸，看似上半身沒有往前駝背，但其實是無
意識透過「挺腰」的方式，將上半身駝著的背
部往後挺，產生沒有駝背的假象，但實則會讓
自己的後腰處產生過大的壓力。

　　要確認自己有無此現象，可以一同檢查腰
部是否有過大的凹折曲線。

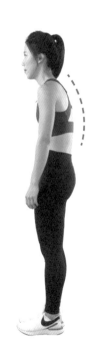

圓肩

判定方法：透過手掌的面向，就可以判斷出上方肩膀的位置。若手臂
自然垂放時，手掌虎口朝內，露出許多手背的指節，則代
表上方已有圓肩現象。

　　圓肩，俗名為「包肩」，常見於經常用電腦的辦公族群或許多很
瘦的女生身上。另外，若是鍛鍊失衡，經常只訓練胸肌的男性，也容
易產生此圓肩現象。

　　正確的模式之下，虎口應該朝前，從正前方不太會看到手背，代
表肩膀落在身體兩側，沒有往前包。

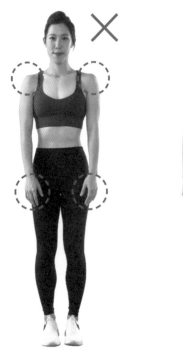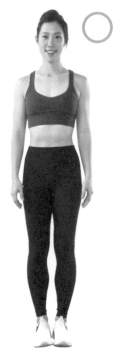

珍珍教練的 *40⁺50⁺60⁺*
增肌慢老重訓課

頭部前引

判定方法：自然站立的時候，耳垂超前肩膀，沒有
　　　　　與肩膀垂直連線。

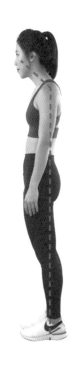

　　俗稱「烏龜脖」。這是滑手機、低頭看電腦最
容易出現的現象，長期下來容易在頸部後方產生壓
力負擔。

脖子後方產生「摺痕」

判定方法：請別人幫忙看自己的後頸與肩膀的交接處，是否有一些橫
　　　　　向的皮膚摺痕？

　　皮膚的摺痕，常能反映出身體組織長期受力的狀況。當長期駝
背、脖子往前引，但身體為了抬起重重的頭顱，便利用脖子後仰的方
式來抬頭，經年累月下來，就會在脖子後方產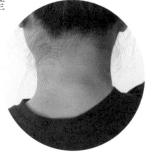
生出摺痕。這個情況最常出現在四十歲以上
的族群當中，或是工作經常需要長時間低頭
操作的族群。

頸後不明突塊「富貴包」發生的原因

　　我們的頭顱是很重的，如果經常性的頭部前引，沒有透過中立的脊椎姿勢，將頭好好「立正」放置在頸椎上，就會像是「釣魚」一樣，頭是被釣魚線勾著的笨重大魚，脖子則是釣魚竿，會被重量一直往前拉彎。這時，就會造成我們脖子跟上背部的交界處，產生很大的折點壓力。

　　釣魚竿的設計有強大的韌性，即使處於很大的彎折壓力也不會斷掉，人體也是一樣。我們的頸後受到壓力的部分，會開始有軟組織增生，甚至開始產生脂肪囤積來保護自己。（脂肪是我們人體最喜歡拿來保護你的好元素，你不喜歡，但你的身體本身很喜歡呀！）

　　這樣累積下來的結果，好像鐘乳石生成一樣，開始在脖子後方造成一大包的突起物，不僅不美觀，甚至在視覺上加劇駝背的樣貌。

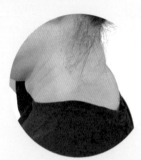

● 長期要低頭對焦拍照的攝影師，脖子後方就產生了明顯的富貴包。

　　若你符合上述這幾項不良姿態，會讓身體「前方」的肌群，經常處於緊繃、縮短的狀態，而身體「後方」的背部肌群則是長期被拉長，鬆弛無力。如此一來，身體又更傾向於駝背、頭部前引，產生惡性循環。

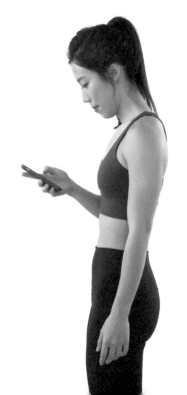

重新「校準」上半身的三步驟

在外觀的影響之外，也要注意，這些都是脊椎失去「中立」位置的明顯指標，長期下來，會在頸椎、胸椎、腰椎處積累不當壓力，產生日後身體出狀況的風險！舉凡腰痠背痛、頭痛、膏肓痛，甚至牽一髮動全身，往下影響到骨盆、足踝部不適。

建議透過以下的【改善三步驟】，重新「校準」姿態，慢慢找回顯瘦、好精神的健康儀態！

第一步：按摩放鬆「緊繃」區域

改善的第一步，是針對過度緊繃的區域，先透過工具進行按摩，將緊繃區域先舒展開來。我們可以透過小的按摩球，再藉由身體抵著球靠牆，用滾壓的方式來進行。

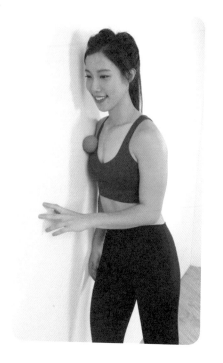

主要針對兩個區域：第一個區域是身體前方的胸部肌群，尤其是靠近肩膀內側的部位（類似副乳與鎖骨旁邊的位置）。可以靠著牆，輕輕滾壓，要注意的是力道不需過度，避免按壓到手臂有發麻的感覺。

另一個區域則是脖子、肩膀連接的肩頸部位，通常指的是上斜方肌、提肩胛肌，這也是最多人常常明顯感到痠痛的部位。

不過，按摩只算是將身體的前置工作準備完成。將過度強勢、緊繃的肌肉放鬆之後，還是要邁入下一步：訓練加強，針對背部「後方」的肌群來鍛鍊，才有可能治本改善體態！

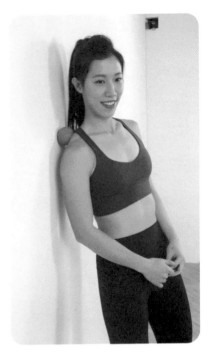

第二步：訓練加強「虛弱」肌群

當身體前方緊縮著，身體「後方」的背部肌群，就會處於被拉長、鬆弛無力的虛弱狀態，許多人，早已忘記什麼是背部肌肉往後收緊、出力的感覺！

針對這樣的狀況，我們就要勤練習第三章說到的水平方向的「拉」（詳見本書 p.148），加強肩胛骨中央的背部肌群，學習將肩胛骨往後收、穩定好的動作模式。

可以透過以下三種鍛鍊。

珍珍教練的 *40⁺50⁺60⁺*
增肌慢老重訓課

1. 眼鏡蛇式

掃描 QR 碼
見影片示範

　　這個動作居家也可以進行，著重在身體的「背側」肌群的鍛鍊，且不良姿態下，脊椎長期向前彎，這個動作也可以將脊椎向後伸展，是很好的練習。

預備

趴姿，手掌跟前手臂放置於
肩膀兩側。

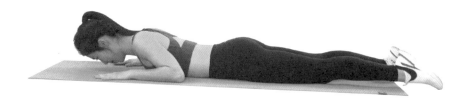

動作

吐氣時，利用上背部的力量，以及手掌跟前手臂推地板的力氣，將上半身胸口部分抬起，感受到後背肌出力。吸氣回到預備姿勢。

Tips 肚子也要出力，避免用「折腰椎」的方式來完成動作，重點放在上背部出力，胸椎向後。將上半身推起的過程中，記得肩膀往下放，勿聳肩。

2. 水平划船

可再參考本書 p.148。在做這項鍛鍊時,也要不斷提醒自己,肩頸部的肌群適時放鬆一些,不要偷偷跑出來幫忙,否則越練肩頸部反而越緊,而沒有正確使用背部肌群出力。

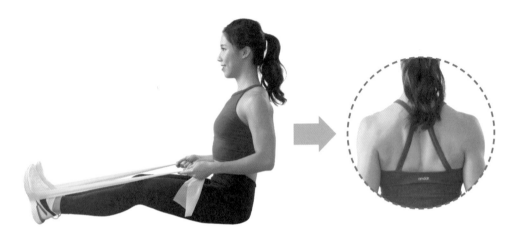

3. 農夫走路

利用此動作,想像自己像是「名模」一樣,頭頂能垂直連線至上方天花板。提示自己上背部在平常的狀況之下,應該要有的身體對齊姿勢。除此之外,經常練習此動作,不但可以喚醒後背部的肌群,也能訓練到全身的深層穩定肌群,包括肩胛骨深層小肌群、軀幹的核心肌群。

當我們的背部有力之後,就可以將我們的上半身往後、往上提拉,身體自然能夠來到較挺正的樣貌!

預備

雙手負重，手臂、掌心可以微微往外轉，能夠讓肩關節更穩定，不會聳肩。

動作

上半身維持此穩定姿勢，挺胸，感受肩胛骨中央的背肌微微出力。腳踩小步伐慢慢前進，因為像是農夫在提重物走路，「農夫走路」因而得名。

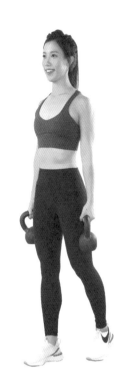

掃描 QR 碼
見影片示範

 Tips 將按摩放鬆放到訓練的第一步，是因為如果前側肌群太緊繃、過度強勢，就會影響後側背部肌群的訓練效果。不過，對於許多人來說，即使沒有進行第一步，只要有多多進行第二步的背部訓練，其實也就足夠有效了！

第三步：經常性的訓練，重複提醒身體

最後一步，才是你改善駝背的最大關鍵。

保持良好的訓練頻率，經常進行各大動作模式的鍛鍊，看似未針對弱點加強，但實則才是最有效的方法。

在絕大部分的訓練動作當中，我們都很強調身體儘量保持在「脊椎中立」的位置，不會用駝背的樣子來進行。因此，如果你能在整個運動時間裡，時時提醒自己身體的良好排列、良好的出力模式，積沙成塔，就會給身體帶來改善駝背的效果。

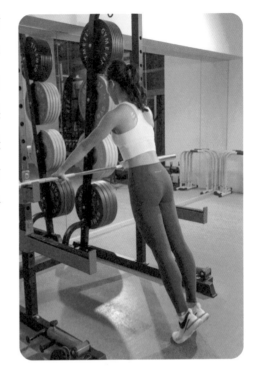

透過這三個步驟，長期訓練下來，能慢慢改善駝背、頭部前引、圓肩等狀況，當脊椎回到較好的排列，頸部後方的壓力自然得到了解除，後天產生的富貴包或脖子後方的摺痕，當然就有機會慢慢消失、淡化囉！

所以，如果想要美化自己的脖子、肩頸部的線條，透過肌力訓練，你的肌肉就像是隱形的好朋友一樣，能在日常生活裡隨時隨地提拉住你的上半身，給你有精神的「立正」好體態。

校準體態，也找到校準人生的新動能

我相信，身、心是一個整體，且會互相鼓舞。

當你透過肌力訓練，改善體態，會更找到自信，而這樣的自信，又會回頭讓你的體態維持得更好，比較不會彎腰駝背。就這樣，身體影響心理，心理又再次正面鼓舞了自己。

本篇文章一開始與大家分享的黃婉玲就是如此。這樣的改善，讓她對於健身，也對於自己，更有自信。

某一次課堂結束之後，她告訴我，本來就不是太胖的她，身材尺寸雖然差不多，但許久沒見的朋友都說她看起來不太一樣了，好像更容光煥發、更有精神一點，但又說不出來是因為哪裡改變了。

她微笑在心裡，她當然知道是哪裡不一樣了。她的上半身「挺」了起來，姿態更好，人看來也就年輕了許多。

「拜託，我每週被你折磨這麼辛苦，當然是不太一樣啦！」她自信地在健身房往前走了幾步，再次展示她引以為傲的背影給我看。

她的背部真的挺直許多，臉上春風滿面，迎面而來皆是她的勝利。透過肌力訓練，我們有機會重新校準自己的身體，也許，我們還能在過程中，找到重新校準人生的自信新動能。

臀腿力加強，
改善膝蓋不適

　　膝關節功能退化，是年紀漸增的族群，常有的身體狀況之一。我也聽過好多年紀不大的朋友們，在進行諸多活動，例如登山、球類運動時，感受到膝蓋疼痛，甚至沒有辦法再進行以前喜愛的活動。

　　而這樣「膝蓋痛」的困擾，也造成許多人對於健身、訓練的遲疑。過去我在進行演講時，常有民眾在課後跑來問我：「我的膝蓋現在已有不舒服，只要有過多的彎曲就會痛，是不是不能做深蹲？」、「這樣我還適合健身嗎？該做什麼動作？」

　　啊，每每聽到這個問題，我都會想起我這位學生，陳麗芳的訓練故事。

調整訓練方法，一樣能進行肌力訓練

　　在第一章「翻轉肌力的故事」中，我寫到了這位六十二歲花市老闆娘的勵志故事。她因為經常性跌倒、腿部力量弱，在家人的勸說之

下開始嘗試肌力訓練。但在開始訓練前，她正是膝蓋早已有不舒服的族群。

陳麗芳的右側膝蓋，曾在一次車禍後開過刀，此後總會覺得膝蓋「怪怪的」，再次就診，醫生判斷是膝關節周遭的韌帶張力不太平衡。雪上加霜的是，她更在某次久未運動、一時興起的跑步活動後，意外扭傷，膝蓋半月板之間產生積水，期間數次去醫院複檢抽積水。爾後，雖已沒有疼痛狀況，但只要有需要她做出蹲下拿東西的動作時，都會感到膝蓋稍有不適。

當初，這些身體狀況也加深她對於訓練的猶豫，很害怕這樣的負重過程，反而會加速膝蓋的老化。

那時我告訴她：「我們當然更要進行訓練，但在一開始的動作選擇上，我們會更加小心，深蹲不適合現在的你，我們會先採用別種訓練動作。而且你一定要好好學會身體正確的出力方法，就可以幫助你得到改善。」

而她也確實做到了。在一年多的訓練之後，她的腿力已有大幅進步，甚至驕傲於還能揹起自己的一半體重做深蹲呢！

針對膝關節不適，並且想要正確、循序漸進加強腿力的族群，我們會介紹三階段的訓練重點。陳麗芳正是透過這樣的過程，逐步改善膝蓋痛的困擾，找回更強壯的身體能力。

膝關節，通常都只是「受害者」

像陳麗芳這樣膝關節不適的例子很多，遍布很廣的年齡層。在進到訓練階段以前，我都會先解釋關於膝關節的「受害者理論」。

許多人對於膝關節最大的誤會，是認為只要年紀到了，膝蓋痛大概也是遲早的事罷了。在這樣的想法裡，膝關節被視為是一項「消耗品」，只要經常有動到膝蓋，尤其是多做運動，就會讓它的「使用年限」縮短。

然而，膝關節通常只是「受害者」，往往因為經年累月承擔的壓力過大，才會積勞成疾，造成不適。仔細分析膝關節受害的原因，有兩個：

一、肌肉量不足

在做上下階梯、蹲下，甚至跑跳等動作時，若腿部肌肉量太少，肌力不足以支持這些動作，便會讓膝關節承受過大的壓力，造成膝蓋不適。

透過肌力訓練，可以促使臀部、腿部的肌肉成長。當有強壯的肌肉來分擔做動作時需要的力量，就可以更好地在運動過程中，保護關節。

更重要的是，這些關節周遭有韌帶、肌腱相連，這些軟組織，在肌肉受到刺激產生適應現象的時候，也會同時有部分的適應、成長效

果。因此，肌肉越強壯的人，關節周遭的軟組織，通常也較強壯。

二、錯誤的動作模式

除了腿部肌肉量不足之外，錯誤的動作模式，更是膝關節受害的最主要原因。

現代人長期坐著，髖關節（也就是骨盆處）一直處在差不多的姿勢之下（想一下你現在看書時的姿勢！），若是沒有經常運動，就會導致髖關節的「活動性」下降。

然而，膝關節在身體天生的構造設計上，活動性最高，因此當髖關節無法良好地活動的時候，就會變成都是膝關節在做動作，結果膝蓋成為身體脆弱的環節，承擔的壓力最大。

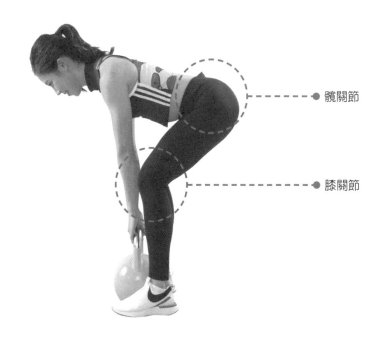

●── 髖關節

●── 膝關節

以陳麗芳的例子來說，即使不考慮她曾有過的車禍開刀等膝傷，在進行運動的時候，我們也注意到她在下蹲時的動作模式，都是先利用膝蓋先彎曲、先承重的方式。再試想她經常在花市要有下蹲、搬物品等動作，長期下來，膝蓋自然受苦！

而疼痛，正是某部位長期受苦下來，所發出的求救警訊。但知道了受害原因，解決方法自然清晰。

 體重過重的族群，也會為膝蓋增加額外的負擔。在此情況之下，減去過多的體重也是改善膝關節壓力的關鍵之一。除了本篇提到的運動練習，良好的飲食也是一大重點，此部分我們會在後續 p.246 進行更多說明。

三階段循序漸進的臀腿訓練方法

第一階段：學會「髖關節」運動，建立正確動作模式

在我們訓練下半身的動作模式時，無論是屬於「雙腳蹲站」的深蹲形式，亦或是「單腳」的弓箭步等動作，練習「髖關節先動，而非膝關節先動」，就是所有動作中，最重要的關鍵概念。這是身體「屈髖」的能力，也是訓練裡的最大重點。

你可以觀察看看自己下蹲的姿勢，呈現的模樣。

右圖是錯誤模式。許多人下蹲時，都是利用膝蓋往前彎的方式來下蹲，如此一來，會導致膝關節承擔過多壓力。但如果你能先利用「髖關節」來帶動身體（如左圖），想像是用屁股先啟動動作，會發現，這樣能蹲得更穩，而站起來的時候，身體就像有某種神奇的力量，可以較輕鬆地完成動作。

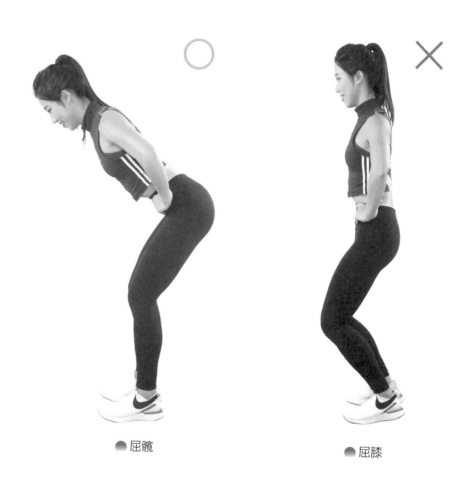

●屈髖　　　　　　　　　　　　　　　●屈膝

【練習】 你是怎麼坐椅子到站起來呢？

正確坐椅子的方法，是屁股先往後坐，此時，上半身可以微微前傾，來保持你的身體重心，不至於向後倒。

你可以拿一張椅子，雙腳站與肩同寬或略寬，離椅子大約 5 ～ 10 公分即可，練習從屁股先動，目標放在屁股輕輕碰到後下方的椅子上，輕碰之後，就再站起來。如此重複數次。

可以參考 p.106【箱上深蹲】的動作練習。

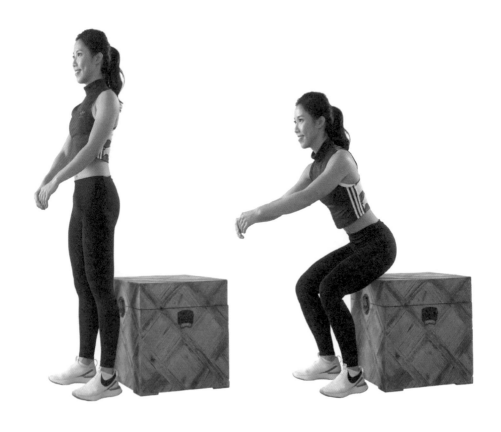

珍珍教練的 *40+50+60+*
增肌慢老重訓課

熟練之後，你可以挑戰把椅子拿掉，試著用同樣「屁股先動」的模式，也蹲到差不多的深度。往後，當你要蹲下拿地上的東西，尤其是拿起比較重的物品時，也都要記得，必須利用屁股先蹲下去。

許多人在建立此動作模式之後，便會神奇地發現，蹲下時的膝蓋壓力已能減輕非常多，甚至不適感就已幾乎消失。

珍珍教練小教室

深蹲膝蓋不要超過腳尖？這樣的誤解從何而來？

「深蹲時，膝蓋不能超過腳尖」是一個很常見的誤解。在一個動作模式良好的深蹲當中，膝蓋其實是可以允許微微超過腳尖的，大多時候，也可以約略對齊腳尖。

因此，這個提示語，只是為了防止蹲下的時候直覺性「膝蓋先向前」的方式（許多人甚至腳跟也會一起浮起來）。利用這個簡單的概念，提示自己「臀部多往後一些」，而不能只有膝蓋先往前。

第二階段：優先鍛鍊「臀肌」的力量

學會先屈髖，能利用髖關節先帶動動作之後，下一步，就是要再透過不同的動作練習，多多加強臀部肌群的力量。

許多人知道要加強大腿的力量，便能保護膝關節，卻不知道，更應該要優先加強「臀部」的力量，才是最為治本的辦法。臀肌靠近身體軀幹的中央，可謂人體的動作「馬達」，發力上絕對是最有效率。若是觀察專業運動員，通常也都會發現他們擁有結實的臀部肌群。

然而，現代人大多採取坐姿，髖關節失去良好的活動性，臀部肌群也通常都伴隨虛弱無力。如果能把沒在工作的臀肌喚醒，長期「過勞」而受害的膝關節，自然大幅減輕負擔。

下列三個動作，膝關節的參與較少，能夠在膝蓋壓力較小的情況之下，特別針對臀部來做訓練。

1. 橋式

掃描 QR 碼
見影片示範

　　這個動作居家就可以進行，算是最入門的形式，鍛鍊臀部兼腿後側肌群的動作。練習時，建議鋪設瑜伽墊。

預備

雙腳屈膝踩地，腳掌朝前，腳踩的寬度與骨盆同寬。肚子微微收緊，腰部輕貼地面，不可以凹腰產生空隙。

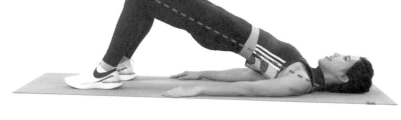

動作

吐氣時，利用臀部與腿後側的力氣，將臀部推高至身體從肩膀到膝蓋一直線。吸氣回到預備姿勢。

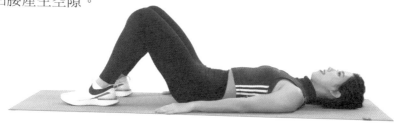

Tips 動作過程中，臀部與大腿往上推至身體保持直線就可，肚子也要微微出力。不需刻意將髖部往天花板頂高，避免過度使用凹腰的形式來完成動作。

2. 蚌殼式

此動作需要利用彈力帶當作阻力。一樣是利於居家練習的方式。

預備

彈力帶套至膝蓋上方約 10 公分
處。身體採取正側躺，雙腳屈膝
相疊，膝蓋約呈 90 度。

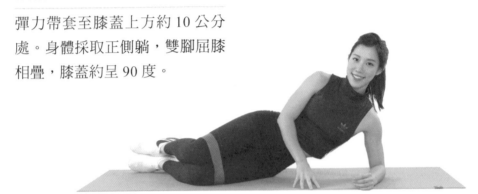

動作

吐氣時，利用臀部及大腿的力氣，抵抗
彈力帶圈住的阻力，將單側大腿（膝蓋）
往上抬，如同開蚌殼的形式一樣。吸氣
回到預備姿勢。

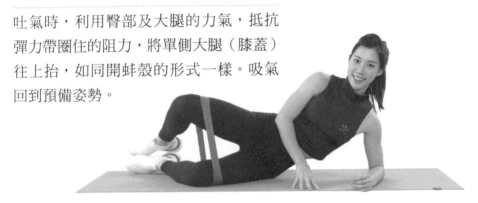

動作過程中，不需追求將彈力帶撐很開，而
是講究保持骨盆的穩定性，不前後歪斜。
做動作時，一定要將注意力放在臀部，而非
彈力帶圈著的膝蓋處哦！

3. 單腳硬舉

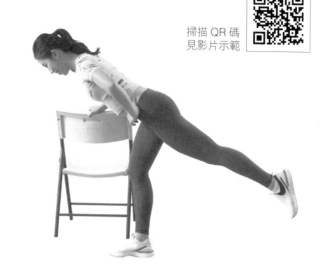

掃描 QR 碼
見影片示範

此動作在 p.123 中已進行過詳細的說明，也是我針對膝蓋不適的族群，在初期階段會多加鍛鍊的最主要動作。

這個動作有以下三大優點：

1 避開膝關節壓力

單腳硬舉的膝關節彎曲的幅度很小，主要都是髖關節在動，因此，能在膝蓋幾乎無壓力的情況下，非常有效的刺激臀部，甚至大腿後側的肌群。

2 更接近真實的動作模式

還記得我們曾提過訓練的「功能性」嗎？橋式、蚌殼式雖然也能刺激臀部肌群，但身體呈現正躺、側躺的情況下，與真實世界的動作模式相差較遠。相比下來，單腳硬舉屬於站立的運動形式，比較接近弓箭步等日常生活中，較實用的動作形式。

3 有助於加強身體平衡

此動作訓練到臀部肌群中的「臀中肌」，而臀中肌正是身體維持骨盆平衡的最重要肌群。若此肌群有力，有助於防止跌倒，對於肌力

較弱的長者族群，更是不可或缺。（因此，對於陳麗芳這樣容易跌倒的案例來說，當然也是非常適合的練習囉！）

加強臀肌，也能避免踝關節傷害

　　從幫助身體保持平衡的觀點看來，若是臀肌有力，除了能減輕相鄰的膝關節負擔，甚至也能減少「踝關節」失去平衡而扭傷的機會。身體是非常奇妙且環環相扣的，看似相距很遠的踝關節，只要擔任身體主要馬達的臀肌太弱，也都會連帶遭殃。

第三階段：整合性鍛鍊臀腿力氣

　　學會利用髖關節先活動，並建立起臀部肌群的力量，理想上，身體就能在膝蓋壓力不大的情形下，找到臀腿正確出力的方法。

　　這時候，才可以進階到更多整合性的「多關節」動作，例如：深蹲、弓箭步等動作形式並且逐步增加負荷，便能全面性地刺激到臀部、以及整體大腿肌肉群的成長，進而再度達到保護膝關節的效果。

一步一步，找回臀腿的力氣

　　陳麗芳就是利用這個三階段的訓練方法，慢慢找回臀腿的力氣，也成功改善膝蓋不適。

當她建立「屁股先動」的觀念，學會髖關節的活動之後，初期我們利用躺在墊子上的橋式、蚌殼式等強度較低的動作，找到屁股出力的力氣。接下來，我們力求訓練動作的「功能性」，將躺在墊子上的動作，轉換成真實情況下站立時的類似動作，因此，下一階段我們便練習了許多「單腳硬舉」相關的單腳站立動作類型。

當時我也告訴她，這個動作，就是幫助她日後不再跌倒的重要動作，是我們訓練的一大重點，她也總是在上課時乖乖練習。當她學會正確的動作模式之後，總會向我哀嚎屁股很痠，或大腿後側很有感覺。

「要發抖了。」她邊碎念。

我只會笑笑地說「再兩下哦！撐一下，等等我們就休息。」我知道，這樣的過程，會讓她變強的。而等到她能正確的屈髖，臀腿也逐漸比較有力氣後，我們就開始邁入更多整合全身、更複雜的多關節動作類型。

這就像是一個「解鎖」任務的過程。現在的她，可以操作許多像是深蹲、硬舉、弓箭步、後腳抬高蹲等等的形式，而且重量也可以逐步加重。

「教練，我有一天突然想到，我以前其實膝蓋會不舒服啊！但我好久沒想起來這件事了，根本差點忘記。」有一次我們在訓練的組間休息時，陳麗芳這樣跟我說。

是啊。該出來工作的臀腿有行使任務，膝蓋的「受害者」角色，當然也不復存在了。

強化核心、改善下背痠痛

「我現在真的覺得，核心肌群比較會出力之後，人生從黑白變彩色的耶！對我太重要了。」有一次訓練的組間休息時，一位腰曾經受過傷的學生這麼跟我感嘆。

我正納悶這敘述也太浮誇，但回首她開始訓練以來的改變，說生活整體增色了許多，似乎也不無道理。

核心肌群無力的運動健將

這名學生，叫林雅婷，三十多歲。她的身高頗高，算是四肢偏細，腿也很修長的類型。學生時代算是一名運動健將，但開始上班工作之後，經常久坐，多年來都鮮少運動，體重也因而增加了許多，想要利用健身來重拾運動習慣。

剛開始上課時，我們經常有這種經典畫面：

在（當然是對她來說）度秒如年的三十秒過後，我終於說「好，休息。」（天籟般的聲音！）

本來撐著做「平板式」練習的她，總算可以從努力到渾身抖動的情況中，放鬆下來，整個人趴在瑜珈墊上。

「天啊！一定要練這個嗎？」她哀號著。我則是用帶著一絲絲憐憫（就一絲絲而已），但又十足堅定的眼神，微笑跟她說：「對呀，你忘了我們為什麼要加強練這個嗎？等下我們還有兩組哦！」

時間快轉回到三個月前。當時的她，剛開始運動不久，但在某次上山踏青的過程中，因為泥地濕滑，僅是稍微絆倒了一下，就突然造成腰痛難耐。就診之後，診斷是腰椎韌帶拉傷。

論及受傷的原因，雖然當下情況是滑跤，但從她剛開始訓練的身體情況判斷，跟她的腰椎處長期承擔過多壓力相關，滑跤也許只是壓倒駱駝的最後一根稻草而已。

在身體的受害者現象當中，除了上一篇說到，當臀部、大腿不會出力，導致膝關節受害之外，身體還有另一名常見的受害者，就是「後腰椎處」。

舉凡長期下背、後腰處痠痛，彎腰時閃到腰，甚至腰椎韌帶拉傷、椎間盤突出的族群，論及原因，大都跟「核心肌群」較無力，無法良好支撐我們的身體有關。當核心功能不足，就會使後腰長期承擔太多壓力，最後導致受傷的風險。

林雅婷身上，正有此現象。在開始訓練之後，確實發現她的「核心肌群」非常不會出力，在一項針對核心的基礎訓練「平板式」當

中，她幾乎無法穩定撐超過十五秒，晃動非常厲害。

她也很驚訝，以前善於短跑，球類運動也都不錯，怎會如此？

核心肌群的位置與功能

核心肌群最重要的功能，就是幫助身體做「穩定」。它位於軀幹的中央，介於肋骨下方到骨盆上方的整片區域，也可以想成是肚臍附近的位置。

最主要的肌群是「腹橫肌」，這條肌肉像是一條長長粗粗的皮帶，橫向圍住我們腹部中央那一圈。如果你看過腰部受傷的人戴「護腰」，那麼腹橫肌就像是我們的天然護腰一樣。

既然處於身體的中央樞紐處，核心肌群負責連結我們的上肢與下肢，背負力量傳導的重大任務。不同於大腿肌群、背肌能幫助我們做出蹲、拉等動作，核心不負責做出動作，它幫助我們「穩定地」做出動作。

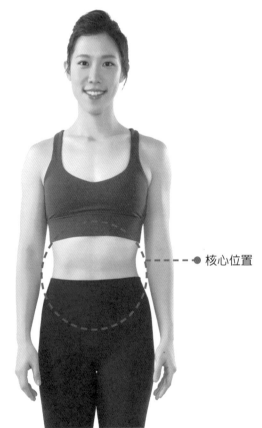

核心位置

你可以想像成園遊會、遊樂園會出現的大型氣球拱門，若未良好充飽氣，一定會軟綿綿的坍倒在地上，撐不出良好形狀。核心也是類似的道理，核心穩定，代表身體就像充飽氣的氣球，能良好支撐整個身體軀幹，既然有良好的支撐性，身體四肢的運動，也會更為有力。

因此，當我們要完成身體的四大動作模式時，舉凡雙腳蹲站、單腳動作，上半身推、拉等動作，核心是幫助我們的身體平衡、穩定發力的重要肌群。當它未盡好職責，才容易讓脆弱的後腰部受傷。

核心肌群的重要性

當時，林雅婷跟我說人生變「彩色」的之後，我追問更多，想知道她悟出了什麼。

她一口氣跟我解釋：「我現在比較不容易腰痠背痛，以前逛街逛久了腰很容易痠，現在還好。覺得站姿變得比較好一些，肚子也看起來小一點。而且！現在做動作比較穩，能做出看起來很難的動作了耶！」

我對於她的這番話非常有印象。她只是很稀鬆平常地分享，但卻已精準點出了核心肌群的重要性。

核心練得好，除了保護腰椎之外，還能給你三大好處：

一、帶來肌肉更好的訓練效果

穩固的核心肌群，就像地基一樣，代表軀幹的穩定性，才能讓我們的身體在安全、穩定的姿勢之下扛重量。

舉例來說，深蹲就很需要核心的穩定性，才有辦法在負荷一定重量的情況之下，穩穩地蹲下再站起來。因此，在 p.102 開始的「四大動作模式」訓練章節裡，我們在非常多動作的指示中，都提醒核心穩定的重要性。

還記得我們提到肌肉成長的過程嗎？「破壞 → 修復 → 成長」，我們需要有足夠的負荷刺激，才能夠對肌群造成微創傷的破壞，而能夠負荷足夠刺激的前提，就是核心要足夠穩定。

反之，在運動過程中，如果核心不懂得協助穩定身體，就會讓脆弱的後腰部，蒙受過多壓力。當壓力值來到一定的程度，就可能導致下背部、腰椎處受傷。訓練帶來的效果反而適得其反。

二、提拉體態，避免不良好的站姿

學生時代算是一名運動健將，自覺身體素質不錯的她，怎麼會在重拾運動習慣之後，發現核心這麼弱呢？

身體長期久坐，或用駝背等不良好的姿勢久站，都會減弱我們核心肌群的力量。試想，如果成天呈現慵懶的坐姿或站姿，核心當然很可能也沈睡囉！因此，練好核心，對於我們的軀幹有「支持」作用，會在無形之中，往上提拉我們的體態，讓身體看起來較有精神。

有一次，林雅婷開心地跟我說：「我最近在穿衣鏡前，發現身體比較『挺』起來的時候，肚子看起來就小了一點。」身體有核心肌群能夠支持，提拉自己的體態，甚至還會帶來「顯瘦」的效果呢！

三、減緩下背痠、身體的腰痠背痛

莫名的腰痠背痛，都是因為身體在偏離了良好的排列姿勢之下，所產生的不適反應。承接第二點，當核心協助提拉我們的體態，我們能在日常生活中採取較「正」的日常站姿，就能有效減緩脊椎的長期壓迫所導致的下背痠、腰痠背痛。

因此，後腰痠痛時，按摩、舒緩腰部的效果都只是一時的。倘若核心肌群能被喚醒，有出來支持我們的身體，才能讓長期承受壓力而過勞的後腰部，真正得到舒緩！

如果是曾經有過椎間盤突出困擾的民眾，當然也是要先將核心肌群練起來。當你有一個天然的肌肉腰帶在支撐自己的脊椎，腰部受傷的機會自然也會減少。

接下來，我們會透過循序漸進的三個要點，來找回良好的核心能力。

坐姿給腰椎的壓力，是站姿的 1.4 倍。如果日常生活中，採取坐姿太久，沒有多多起身活動的話，後腰還是會經常痠痛。因此，不只是要練核心肌群，多多活動、運動，也是治本改善的方法。

鍛鍊核心前，先校準身體位置

　　長期不佳的姿勢，才導致我們的核心能力變弱。因此，要強化核心之前，要先認識身體的良好「軀幹中立」位置。當軀幹被放在對的位置上，核心自然比較能穩定出力。

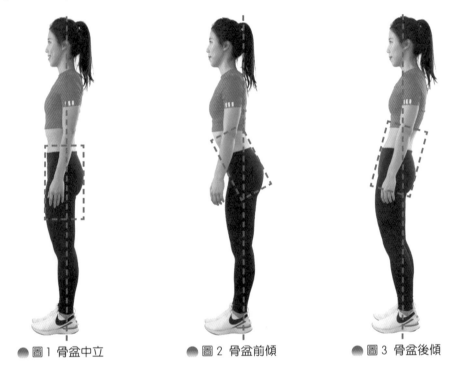

● 圖 1 骨盆中立　　　　● 圖 2 骨盆前傾　　　　● 圖 3 骨盆後傾

中立站姿

　　圖 1 是良好站姿。在 p.193 改善駝背的篇章當中，我們介紹到良好的中立站姿，能在側面找到垂直連線：耳垂—肩膀—骨盆—膝蓋—腳踝，跟核心最相關的，則是骨盆的「中立」位置。

以骨盆的面向為出發點，有兩種骨盆歪斜所帶來的不良姿勢：骨盆前傾、骨盆後傾。

前、後傾的區分方法為：當你站立的時候，將你的食指與大拇指打開，比數字「七」的樣貌，接著，雙手虎口圈住骨盆的兩側（腰際間有突突骨頭的位置），這裡就是你的腰際線。想像這是一個裝滿水的水桶平面。當水桶往前傾斜，水會往前溢出，就是圖 2 的「骨盆前傾」，下背部會呈現過大的凹折。反之，往後傾斜，水往後溢出，就是圖 3 的「骨盆後傾」。

骨盆前傾

圖 2 的骨盆前傾位置，會帶來後腰處較大的凹折曲線，導致腰部承擔的壓力過大，此種情況的人，很可能經常有下背痠痛、緊繃的現象。骨盆前傾容易發生在下意識習慣「縮小腹」民眾身上，女性較常出現。另一種情況，則是屬駝背類型的人，刻意挺胸卻變成「挺腰」，也會導致此種不良站姿。

骨盆後傾

圖 3 的骨盆後傾位置，有一稱號是「懶人站姿」，當我們癱坐在椅子或沙發上，大部分都是呈現骨盆後傾，因此久坐族群在站立時，經常有此不良站姿。

且「下樑不正上樑歪」，容易再伴隨上半身的不良姿勢，包括駝

背、縮胸、頭部前引、圓肩。反之亦然，身高較高、比較容易有駝背現象的族群身上也容易見到，林雅婷便是明顯的一例。

這兩種不良的體態，不只是會讓你看起來肚子變大、小腹往前凸出，更重要的是，在偏離「中立」的情況之下，核心肌群會被放在「根本就出不了力」的位置，而導致虛弱、無力。因此，在核心訓練開始之前，務必學會找到軀幹的「中立位置」，骨盆沒有過多的前、後傾，上半身也沒有駝背或過度挺胸、凹背。

做「抵抗式」的訓練，加強軀幹的穩定能力

核心肌群最重要的功能，就是協助身體「穩定」。因此，在訓練時，我們都會採取「抵抗式」訓練模式，動作過程中採取軀幹中立的位置，並維持身體不動，抵抗地心引力、不隨意塌陷就是最大重點。

以下的練習當中，我們依照難易度逐步介紹，並區分成兩個階段。練習前，請先留意以下的提醒：

1 核心的訓練當中，切勿憋氣！記得在過程中保持自然呼吸。

2 撐地的手腕處壓力過大，代表核心沒有良好支撐身體。若已有不適，請酌量減少練習時間。

3 地上可鋪設瑜珈墊，更能保護手肘、膝蓋。

階段一：基礎形式

每個動作，挑戰能夠穩定維持 20 ～ 30 秒，大約是自然呼吸 4 ～ 6 個。

1. 死蟲

在這個躺地的動作練習中，可透過腰部與地面的空隙，檢視身體是否有習慣不良好的排列模式。

動作

背部平貼地面，兩手與肩同寬，並伸直朝向天花板。雙腳打開略與骨盆同寬，大腿與身體呈現 90 度，小腿與大腿呈現 90 度。

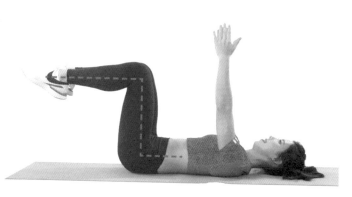

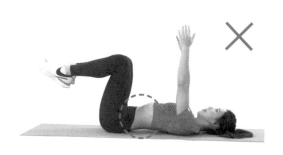

小心！錯誤動作

若核心不夠有力，會在後腰與地面之間，產生過大的空間，也會有肋骨浮起的現象。提醒自己肚子微微縮起，想像肚臍往地板下沉，讓背部平貼地面。

2. 四足撐地

這個動作，類似把【死蟲】倒過來放，全身都要主動穩定，撐起身體。

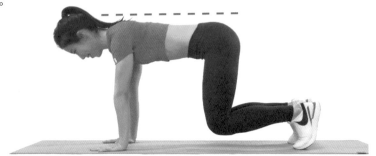

預備

採取【四足跪姿】，身體呈現ㄇ字型。兩手掌與肩同寬，手掌置於肩膀正下方。雙膝與骨盆同寬，在骨盆正下方。背部保持平直，不可以駝背或腰部往下塌陷。

動作

腳尖點地，膝蓋抬起離地約 3 ～ 5 公分，維持在此姿勢。肩膀不聳肩。

3. 掌撐平板式

從【四足撐地】延伸而來，將兩腳往後伸直，核心要出更多力維持。在此練習中，不只是核心會出力，手臂肌力、上背部的力量，同時也會得到鍛鍊。

動作

上半身與四足撐地一致，往後踩的雙腳，踩與骨盆同寬即可。過程中，一樣要求背部保持平直，沒有駝背或凹腰。

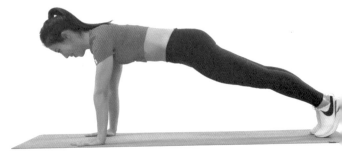

4. 肘撐平板式

這是最經典的核心練習，又稱「棒式」、「平板」。將【掌撐平板式】改成手肘撐地。少掉手臂的力氣，核心更要穩定出力。

動作

手肘撐地，手肘與肩同寬，置於肩膀
正下方。下半身與掌撐平板式一致。

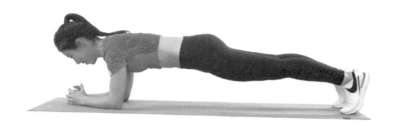

退階變化

如果在地板上的肘撐平板式
強度太高，則可以採取撐在
板凳上的方式。

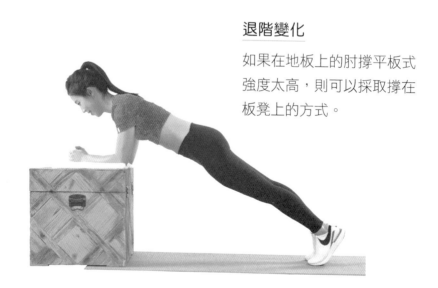

小心！錯誤動作

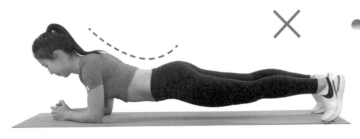

● 不可呈現翹屁股、腰部凹陷的姿勢。可以想像臀部微微夾起，腹部出力。

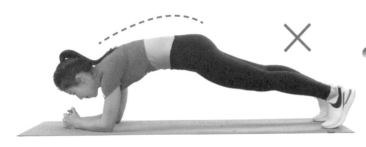

● 身體盡量平行地面。若核心沒力，容易只用手肘、上半身撐，導致屁股抬得過高，或駝背現象。

階段二：進階形式

　　當基礎形式能夠穩定支撐到三十秒之後，就可以做進階了！許多人會繼續再挑戰將平板式撐到 2 ～ 3 分鐘，甚至更久，但這是較沒有效益的核心訓練方法。久撐的方式，通常核心肌群早已在偷懶休息，接下來被迫輪班上陣的，大多只剩肩頸、手臂、腿部、後腰，訓練起來效果不彰。

　　因此，能夠維持三十秒以上的話，就可以參考下方的進階方式，挑戰在手、腳支點拿掉的情況下，軀幹保持穩定不動，有效刺激核心。

1. 平板腳側點

掃描 QR 碼
見影片示範

把腳的一側支撐點拿掉，過程中挑戰骨盆不能動。

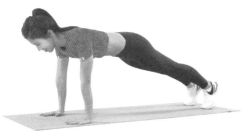 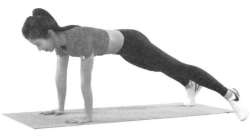

預備

採取【掌撐平板式】。

動作

吐氣時，一隻腳往旁邊輕輕側點
一步。腳點的過程中，骨盆不能
搖晃。點地之後，腳併回來，換
另一隻腳側點。

2. 單手摸肩

接著，變換成可以將手的一側支點拿掉。
在此練習中，也會鍛鍊到上半身與手臂的肌力。

掃描 QR 碼
見影片示範

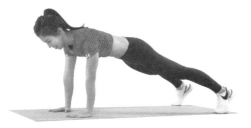 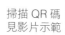 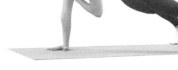

預備

採取【掌撐平板式】，但兩
腳踩得比肩膀略寬。

動作

吐氣時，將一隻手拿起，並輕碰
對側的肩膀 1 秒，需維持骨盆與
軀幹的穩定，不可旋轉。吸氣手
放回地面之後，吐氣換另一隻手
輕碰對側肩膀。

3. 鳥狗式

掃描 QR 碼
見影片示範

同時將斜對角的手、腳支點拿掉，身體更容易產生旋轉晃動，難度更高！

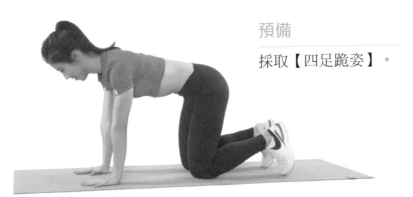

預備

採取【四足跪姿】。

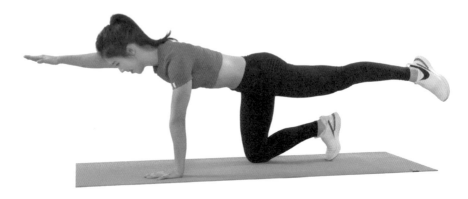

動作

吐氣時，將對側手腳（圖中為右手、左腳）往前延伸，過程中維持身體軀幹的平直，不左右亂晃。約停 1 秒之後，吸氣，將手腳放置回預備位置，換邊進行。

Tips

此練習中，最重要的是將軀幹保持穩定與平直，因此，倘若核心能力還不足夠，不需刻意將手腳抬高。

在所有的訓練動作中，練習將核心保持穩定

　　這是整體訓練中最關鍵的要點。肌力訓練講究的是「功能性」，只練習平板式，能撐超過三十秒或一分鐘並不足夠，我們真正的目標，是學會在身體四大動作模式的練習當中，核心都能在過程中，穩定幫助支撐身體，帶給我們更良好的訓練效果。

　　因此，即使沒有特別針對核心做各種平板式的鍛鍊，所有要負荷重量，自行控制身體的動作，都可以是很好的核心練習。在 p.92「動作挑選的三大原則」當中，我們建議要多多選擇「核心參與度高」的動作，正是此道理。

　　舉下圖為例，這是「硬舉」的動作，使用的是更進階的槓鈴。當我要從地板上舉起八十五公斤的重量，核心的穩定性就非常的重要，能加強我的軀幹「穩定性」。核心有出力穩定，腿部才能有效發力，才能確實刺激到臀腿肌肉群。

掃描 QR 碼
見影片示範

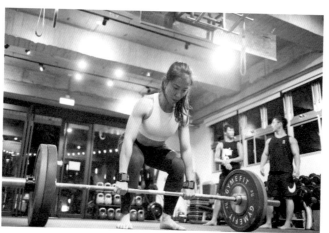

儀態挺立，腰痠背痛也減少了

本文一開始的案例林雅婷，便是透過上述的方式，逐漸進步。

她的站姿屬於經典的懶人站姿，骨盆後傾的類型，第一步，我先教她辨認身體的中立姿勢，接著，針對像林雅婷這樣核心特別弱的族群，初期我們每次訓練前，會先針對核心進行 3 ～ 5 組「抵抗式」的各式平板練習（也避免過多，怕核心過度疲累，影響後續的全身訓練），「喚醒」核心。

慢慢地，三十秒平板式對她來說只是基本。各種核心的變化式，她也能夠穩定完成（雖然練完後，總不免捧著肚子哀號一下，或趴在墊子上），在這個階段之後，我們就不太單獨練習核心動作了。當她的核心會參與之後，每一個需要全身穩定性、又要負荷重量的訓練動作，她的動作品質也都越來越好。

後來，她沒再犯過腰傷。

我在她身上看見長足進步。當她有發力不恰當，則受力過多的後腰部便會隱隱提醒著她，這時，她會再次回到預備位置，確定自己的軀幹有穩定直立、沒有駝背、沒有把肚子往前突出，因為她知道在這個情況之下，核心才能出來幫忙。

穩定好姿勢之後，她會吸一口氣，穩穩地吐氣把重量舉起，我則會在旁點點頭，給一個讚許的眼神。

我們走了一段路才來到這啊。

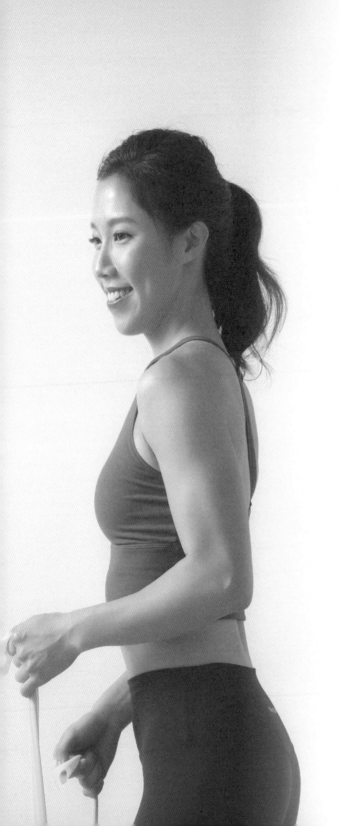

「我妹妹說，她也覺得我的身體變『正』了耶！我自己也發現，腰痠背痛真的變少了。」她不只一次向我分享訓練帶給她的改變。

強化核心，重新校正身體，讓她免除腰傷、減緩腰痠背痛，也帶來更良好的儀態。在工作多年後重拾運動習慣，似乎真的讓她的人生，更豐富、多彩了。

五十肩復原後，
改善肩關節卡卡

　　四十歲以後，是許多症狀的好發期。身體機能的衰退，再伴隨年輕時，未多加注意的不良生活習慣，長期累積下來，經常在一定年紀時，開始有不明疼痛與不適的反應「找上門」來。

　　肩關節卡卡、手臂抬舉不順會疼痛，甚至患上俗稱的「五十肩」（因為好發於四十到六十歲之間而得名），正是許多前來諮詢的民眾，常述說到的困擾。

　　我的爸爸，便切身經歷這一切。

　　近六十歲這一年，他五十肩發作。當時的爸爸，抬手脫衣都會痛到飆淚，也四處找中醫針灸、西醫打針、物理治療復健，最後，透過持續且規律的「服用」運動處方，並且在教練女兒的緊盯之下（啊！是我啦），讓自己逐步踏入肌力訓練，最後，他才在健身房裡，找回比受傷前還更靈活、好用的身體。

　　現在的他，甚至能練習引體向上，嚷嚷著當兵時的勇猛事蹟呢！

　　透過這段爸爸從「診所」到「健身房」的故事，我想告訴你的

是，若是曾有過受傷狀況的族群，傷後想要良好復原，適當的訓練計畫是必不可少的一環。更重要的是，若我們能儘早明白這個道理，也許能避免未來更多傷痛發生的可能。

積勞成疾，是身體產生疼痛不適的可能原因

肌肉、肌腱、韌帶等軟組織發炎、關節面不當磨損、軟組織與骨骼之間過度的摩擦和壓迫，都會導致我們的身體產生疼痛難耐。論及可能成因，大都跟身體某些部位長期「積勞成疾」有關。

身體的代償現象

為了解這個道理，我們可以將「身體」視為「公司組織」來比喻解釋。

身體有非常多的肌肉群，可以想像成公司有許多名員工，每個員工各自分配著不同任務，應當各自擔綱其職，並且協調地分工合作。然而，組織可能會有冗員，其他人則可能被不恰當地賦予過多工作，我們叫這身體的「代償」，有些肌群被錯誤地拿來「代替」其他肌肉工作，去「補償」該出力的肌群不做事的後果。

在沒有人跳出來積極改變的情況之下，組織就會僵化，總有一天會出問題。同理，若身體長期代償，最後，某些組織便會利用疼痛的訊號，向你哀兵求救，告訴你「出事了！該改變了！」

以肩膀疼痛為例

許多民眾常見的「肩膀疼痛」，便是經典一例。肩膀的活動性很高，可以做出各種方向的動作，但肩關節構造複雜，需要非常多的肌肉群協調參與，才能將手順利地往上舉起，不會感到關節卡卡的。

但若上半身長期停留在不恰當的姿勢，甚少活動之下，肩關節周遭很多肌肉都已僵化無力，再透過重複不當角度的手臂抬舉，就可能造成肩膀處的肌腱發炎，最後導致肩膀突然疼痛難耐。

以爸爸來說，大部分時間，他都是駝著背在電腦前面工作，只有拖著藍白拖在操場慢走，勉強算是他的運動習慣，強度過低之外，上半身也幾乎沒有運動到。他正是在一次斜倚沙發上，抬手按檯燈開關的瞬間，肩膀傳來一陣刻骨銘心的劇痛。

這樣子的受傷歷程，也符合許多族群受傷時的經歷。我曾有快五十歲的學生，經年累月太少運動，重拾一次年輕時的保齡球運動，結果隔天肩膀肌腱發炎、受傷。在這樣的情況之下，我們都透過三階段的過程，慢慢找回他們身體的健康樣貌。

復原三階段 ❶ 就診評估，進行必要的診療

身體的症狀、發生成因千百種，解決的方法也沒有單一解答，謹慎為上策。若身體突然有疼痛、病狀，即使想要開始運動，最安全的做法，建議要優先求助醫療端與專業資源，進行評估與診療。

以大多民眾經常求診的物理治療為例，治療師會透過不同的檢測，來找出問題的根源，透過以下三種方法來緩解身體不適狀況：

1 **儀器治療**（Modality Therapy）：這是最常見的形式，也是大家比較熟知的，會由治療師帶你進行一系列的熱敷、電療等療程。

2 **徒手治療**（Manual Therapy）：治療師能透過不同的徒手按壓等手法，調整身體不平衡的組織張力，達到緩解與改善疼痛的效果。

3 **運動治療**（Movement Therapy）：鍛鍊原本不會出力的肌群正確發力，協助日後能治本改善的運動練習。

前兩種療法，會減緩發炎部位的疼痛，有助於受傷組織修復，回復到比較接近未受傷前的狀態，然而，僅停留在此是不夠的。

真正能夠維持上述治療效果，並且預防日後再度復發的方法，唯有積極進行第三種的「運動治療」一途。我們必須鍛鍊不會作用的肌肉學習如何施力，進行身體的「公司組織重整」，才能真正協助身體慢慢恢復功能，回到健康狀態。

復原三階段 ❷ 輕度活動練習，良好維持治療效果

物理治療師給的運動治療，就像是「運動處方」一樣，定期、多多「服用」，能有最好的恢復效果。

以爸爸為例，初期，我先帶他練習了很多物理治療師開的運動處方，當時，都是一些比較輕度的活動，最多只有利用彈力帶，當作阻力來練習。

為了能有最好的復原效果（畢竟五十肩痛起來想飆淚的感受太刻骨銘心！）爸爸對「運動」這件事，展現了我從未想過的積極樣貌。擔心「一天不運動就會退步」的他，每天在家裡，都會主動練習運動作業。在這樣積極的努力之下，爸爸的恢復情況確實也不錯。

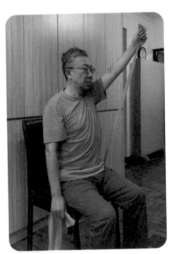

然而，身體本身是一個精密複雜的構造，**並沒有一種神奇的單一運動，就可以完全幫助恢復**。如果只是利用幾種簡單的輕度運動，會在日後的恢復效果上，帶來一定程度的限制。

在爸爸漸漸沒有明顯的疼痛情況之後，最重要的是來到第三階段——更完整的各大動作模式訓練。

● 這張照片，是爸爸當初在家乖乖複習物理治療師的運動作業時，我幫他側拍的。

適度活動，應儘早開始

　　如果是一些特殊狀況、意外所導致的身體受傷現象，也同樣適用於這些原則。更重要的是，這些適度活動，應儘早開始。

　　過去對於受傷的舊觀念是，要完全休息，等待身體完全沒有任何不適的時候，才能稍有活動。但其實，在身體復原的後期，就應該要慢慢加入一些輕度的活動，身體的組織才能復原更好。

　　原因在於，身體受傷過後的軟組織，在重新接合、修復時，通常都生長得雜亂無章，如此一來，就像打結的毛線一樣，「糾結」的身體組織，會讓你日後就算沒有疼痛，也會覺得動起來「怪怪的」。如果能儘早多一些活動，讓你的肌肉、軟組織等，重複接受這樣的運動壓力與動作軌跡，就可以幫助身體組織重新長得較順，恢復得較好，能夠比較接近受傷前的身體狀態。

復原三階段 ❸ 逐步進行完整的肌力訓練，效果最好

　　完整的肌力訓練，能逐漸讓身體適應更多的動作模式，將身體原本較弱，偷懶不工作的肌群建立起來，也能帶給關節更完整的活動，「滾石不生苔」，才是良好復原的最佳方法。

　　以恢復肩膀功能的角度出發，我帶領爸爸練習許多上半身的各種「推」與「拉」的動作模式。

　　一開始，因為爸爸手上舉的幅度不高，我們先從水平方向的「拉」動作來練習。我讓爸爸坐定在健身器材前方，並且設定很輕的重量，帶領他抓住機器的把手，練習將重量由前往後拉，然後，我會

一遍一遍告訴他身體正確出力的方式,而爸爸總認真揣摩。

「肩膀不要聳起來哦,肩膀微微往下、往後收,先感覺背部要『夾』起來,再帶動手臂一起往後收唷!」爸爸神奇認真,一下又一下的演練。

「來,不要駝背,記得我說的身體正確的排列姿勢嗎?」這時爸爸會再次挺正上身,確保自己不是癱坐著的慵懶駝背樣。

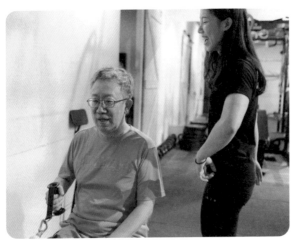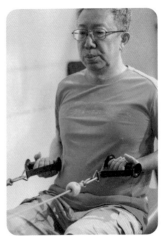

● 這是爸爸剛進健身房一個月內,由攝影師捕捉下的訓練側拍。(攝影師/許翔)

一點一滴的努力,改變逐漸發生。漸漸的,爸爸手往上舉的角度可以比較高了,我們不只練習水平方向的拉,還有更多斜向、垂直方向的拉,逐步挑戰肩關節的活動度,也進展到更多不同方向的「推」練習。掌握許多動作模式之後,我們逐步增加負荷,透過不同的訓練參數:重量、次數、組數等的變化安排,循序漸進,讓爸爸的肩關節,在活動幅度增加的情況下,擁有足夠的肌力。

珍珍教練的 *40⁺50⁺60⁺*
增肌慢老重訓課

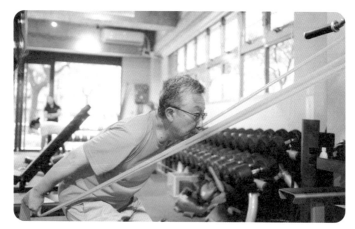

先利用彈力帶較輕的阻力,練習「斜向拉」,並且加入下半身的「屈髖」動作。(攝影師/許翔)

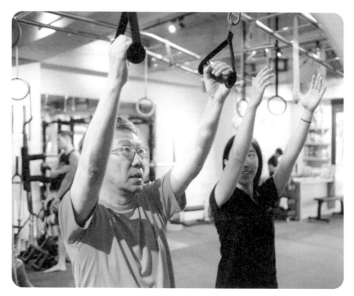

練習一段時間後,開始能練習較垂直拉的形式。(攝影師/許翔)

我們透過這三階段的過程，逐步找回了爸爸身體更靈活、自如的樣貌。而不只是肩關節卡卡、想改善五十肩的族群適用，不同的身體狀況，都能利用上述相同的過程原則，來維持治療效果，並逐漸來到更健康的身體狀態。

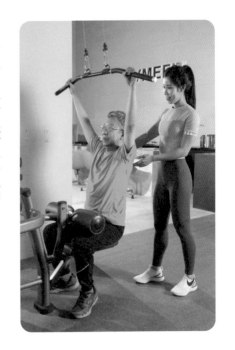

只要開始，永遠都不會太晚

年輕時就不是運動健將的爸爸，幾十年沒有運動的情況之下，身體的素質也確實不算好，但在持續訓練下來，我確實看見爸爸身體的長足進步。

慢慢的，他手上舉不再有大礙，以前時而還是會喊疼的他，現在已經不再聽他說過，而受傷的左肩臂，從只能應付非常輕的重量，到現在可以承受過往兩到三倍的負荷。

後來的爸爸，我們甚至進行了「拉單槓」的練習。雙手扶著機器握把，他的身體能夠垂直往下吊著，看在我眼裡很是感動，這對曾受五十肩困擾的他來說，肩關節活動性已是非常大的進步。他腳下踩著

器材當作輔助，將自己一下一下出力往上拉，神情極度認真。

我想起，小時候是我坐在家裡的那塊小白板面前，聽爸爸一遍又一遍跟我解釋那些數學式子，要怎麼正確加減乘除。那時他出考題，我演算練習。這次，我們場景對調，是我教他身體正確的出力模式，我用不同的動作、不同重量出考題，而他一次次重複練習，也一次次地變得更好。

「你知道嗎，你爸以前當兵的時候，可是能拉單槓十下的呢！」我有瞥到他嘴角的一抹微笑。在他嚷嚷炫耀過去的背後，我知道，爸爸已從「傷後復健」，逐漸邁往「健康」，並且來到「更強壯」。

若讓時間能倒轉，我當然希望爸爸能更早開始訓練，也許有機會避免原先的病痛，但現在，我依舊感動於我們一起達成的身體篇章。

儘早開始，就是保養身體的最好辦法，希望我們都能在這條路上，一路維持自己的身體，最美好的模樣。

珍珍教練小教室

　　本篇當中，僅先以「肌肉」、「骨骼」的角度去看待身體發生狀況的可能原因，但身體的疼痛，還包含有許多不同層面的影響。
　　因此，如果要開始進行運動之前，身體有不確定的疼痛狀況，都建議可以先行至醫院、診所檢查，而若後續會找專業教練協助安排運動計畫，將完整受傷史、醫療端給予的運動建議、指示，告知教練，也是最好的作法。

加強減脂瘦身
的訓練方式

　　我曾遇過一名很有文學氣質的七十歲先生，很可愛的用雙手捧著肚子，比劃一下毛衣下方的肚皮告訴我：「我最主要就是想把這顆肚子減下來。」對於身材體態的追求，真的是不分年齡的，絕非年輕人專屬啊！

　　爸爸雖然號稱不追求外型或瘦身，但是當旁人說他的肚子看起來變小了，還是不免開心，好幾次掛在嘴上分享。我的媽媽，在跟我上課訓練了一陣子之後，也最關心：「妹妹，你看我腰圍是不是有消一些？」

　　腰圍減低，不只體態美觀，對於健康上來說也有重要意義。腰圍若「超標」（男性可參考是否超過九十公分，女性則參考是否超過八十公分），也可簡單判定為體脂肪率較高，成為「三高」──高血壓、高血脂、高血糖的危險族群，增加罹患心血管疾病的風險，且體脂肪太高，過重的體重也會對於膝關節造成壓迫。

　　上述這些現象，尤以步入中年級的族群風險更高。不過，我的這名學生，王志明，便是中年時跟腰圍「奮戰成功」的最好例子。

不用特別練腹部，腰圍就減少了

在第一章「翻轉肌力的故事」當中，我寫到這名四十五歲高階主管的故事。年輕時總以「吃不胖」自豪的他，步入中年以後，寬鬆的上衣也快無法遮掩他略顯發福的肚腩。他知道瘦身需要運動加飲食雙管齊下，但當時，他以為瘦肚子最主要就是「練肚子」，以為飲食調整就是竭盡可能的少吃。

開始上課以後，我們從沒針對腹部鍛鍊過，他吃的分量相較於過去也沒有減少太多。但四個月後，他的腰圍縮減了十公分，體脂肪也順利減少了 6%。

我們的運動方針，都跟他一開始想像的不太一樣，但這就是讓體脂肪不再猖狂，找回腰身的最大祕密。

接下來，我們會從運動、飲食兩個面向切入，破除許多常見的迷思，幫助你建立正確的觀念，以及學會最有效的作法，讓你「健康瘦」，在擁有好用的身體之外，也找回好看的體態。

規律的肌力訓練，是體態改造的必備要件

　　許多人想到瘦身，都會想到要多多進行跑步、騎飛輪等有氧運動，來把身體多餘的熱量消耗掉。這項觀點是正確的，但若缺少肌力訓練，則效果不彰。

　　肌力訓練對於「減脂」的重要性，可以從三大角度來切入：

一、強度足夠的肌力訓練，可以「事先」避免脂肪的囤積

　　肌力訓練最主要是幫助你增加肌肉量、肌力增長，運動當下，對於消耗脂肪的效果不是太明顯，它的重要性，在於事先就幫你「避免」脂肪的囤積。

　　慢跑、騎飛輪這類型的運動，在長時間連續不停的動作之下，身體需要大量氧氣來提供能量，而這個過程便會消耗身體裡固有的碳水化合物、脂肪。然而，這像是一個「事後補償」的不效率行為，只有運動當下才會消耗，當運動時間結束了，這個消耗的過程就同時結束了，等下多吃點，脂肪還是會持續囤積下去。

　　有強度的肌力訓練，帶來的效果卻遠不止如此。當我們在訓練當中挑戰的肌群越多，運動強度越高、越是費力，給肌肉帶來的刺激與破壞程度就越大，因此，訓練過後受到微創傷的肌肉群為了「大舉修復」的作業，就會在訓練結束後，持續消耗熱量，不因運動過程結束而停下。

因此，當我們透過吃東西來得到熱量，「肌肉」與「脂肪」就分別像是天使與惡魔，彼此會去競爭食物熱量的資源，不是肌肉拿去利用，就是被儲存到脂肪中。因此，當這些食物的熱量都能被肌肉搶走，拿去進行自我修復，便不會有多餘的熱量被儲存到脂肪那兒去，脂肪這位惡魔，自然也沒得囂張。

這就是肌力訓練的額外好處。透過打造肌肉量的過程，我們在肌力提升的同時，脂肪也能不再蓬勃發展，甚至可以逐步減少。而這是有氧運動達不到的效果。

運動後吃東西會變胖？

會有這項誤解，是來自於辛苦運動後常見的「補償心理」。許多人運動後太累，反而想大吃大喝，食物也未經過選擇。結果，吃進去的量過多，還是超過身體需要的熱量，反而因此變胖。

其實，運動後吃的食物，會被當作修補身體的原料，只要妥善選擇，甚至可以說運動後才是吃東西的最好時間！

二、肌力訓練，可以持續保有足夠的強度，運動效果不會退步

有氧運動，相比於肌力訓練，帶來的效果是會持續打折的。

有氧運動會產生「經濟性」。當身體在對付這樣長時間、反覆不斷進行相同動作的過程當中，它會慢慢地越來越聰明（我們的身體，

總是不斷進化與適應啊！）

適應的結果，代表身體後來只需要越來越少的能量，就可以完成一樣的運動。身體覺得這很經濟實惠呀！更少的能量，完成一樣多的作業。（可是對於想要消耗脂肪，減肥的我們，卻是心中的苦誰人知呢。）

但肌力訓練不是，我們有各種的方法，來把運動的負荷增加。前述說過，我們可以透過更大的重量、更多的次數、更少的休息時間，再透過不同的動作模式，來給予我們的身體源源不絕的新刺激，讓身體得以持續不斷地適應與進化。

所以，你甚至可以說，肌力訓練是更有效率的一件事情。有氧得透過更長時間才能消耗相同熱量，但肌力訓練可以在一樣的時間之下，透過不同的運動強度組合，卻擁有更好效果。

三、足夠的肌肉量，自然能增加身體的熱量消耗

肌肉，是一部行走的熱量消耗機。不單單是肌力訓練的當下，肌肉會搶走很多的食物熱量資源，他們本身的「存在」，就會需要滿滿的能量來供應，自然能增加身體的熱量消耗。

因此，足夠的肌肉量，就能幫助我們打造成比較不易胖的體質。肌肉佔比越高的身體，食物熱量比較容易被肌肉「花掉」，因此造成的體態影響較小，能在無形之間，輕鬆幫助我們長期維持身材。但脂肪佔比非常高的身體，本身消耗的熱量較小，吃進去的多餘熱量，就

會傾向於儲存成脂肪。

這也是為什麼許多人在年紀增加之後，發現自己越來越容易發胖。當肌肉量隨著年齡增加而流失，也代表身體每日自行消耗的熱量越來越少。如果再加上身體活動量逐年減少，更是雪上加霜！大部分年輕時看似「吃不胖」的人，卻在中老年後難逃變胖的魔爪，就是這個道理。

因此，**如果想要更有效減低體脂，避免復胖，從此打造成不易胖的體質，足夠負荷的肌力訓練，是你不可或缺的元素。**

那要進行什麼樣的肌力訓練，能最有效減去難纏的脂肪，達到「瘦腰」效果呢？

最具減脂效果的訓練動作

最常見的錯誤迷思，就是「想瘦哪邊，就練哪邊」。

王志明也曾經嘗試在家做「仰臥起坐」，想要消除腹部的脂肪。不過，曾有椎間盤突出，而且生性謹慎的他，幾次之後就覺得「後腰怪怪的」，因此很快停下。

鍛鍊「腹部」，並不會消除腹部的脂肪，練腿才會！

開始上課之後，我向他解釋，想要瘦腹部的「脂肪」，絕對跟鍛鍊腹部的「肌肉」沒有關係。除了仰臥起坐對於椎間盤的壓力較大，

本身就不是推薦的訓練動作之外，脂肪覆蓋在我們的肌肉上層，腹部訓練則只有刺激到下方的腹部肌群，上面的脂肪很可能不動如山。兩者並不一樣，彼此之間並沒有轉化的效果。

讓許多人大感詫異的是，「腿部訓練」才最有可能消除到脂肪，達到「瘦到腹部」的效果！前述說過，想要消耗熱量，進而減少脂肪囤積，我們的目標是要透過肌力訓練，讓越多的肌肉在進行修復作業時，搶走越多的食物熱量越好。腹部的肌肉只佔了薄薄的一層，可謂很小的肌群，訓練上，消耗的熱量不多，但腿部的肌肉量佔人體的七成，是非常大的肌群，且許多動作都會動用到全身肌群，腿部訓練，當然就是減脂的首選囉！

珍珍教練小教室

大吃大喝之後的回歸，建議從腿部先練起！

　　如果你曾經因為度假、工作忙碌等原因，運動暫停了一段時間，想透過重拾訓練來恢復身材，我也會推薦從腿部動作開始訓練起！一週訓練個 2 ～ 3 次，一定能止住日漸上升的體重。

減脂的推薦作法 ❶ 多進行多關節的腿部訓練

　　只要能符合動作挑選的三大原則：多關節、著重大肌群、核心參與度高的腿部訓練動作，都最具減脂效果。

　　著重臀部、大腿的多關節動作訓練之下，代表訓練中所消耗的熱量較多，事後身體也需要更多能量來進行修復工作。因此，第三章提到的下半身各項動作模式，都能良好符合「功能性」與「減脂效果」這兩項重要元素哦！

　　以深蹲來說，會運用到髖、膝、踝關節，是多關節動作，對於臀腿整體肌肉都有刺激，而雙手負重啞鈴的情況之下，核心、背部、手臂也都同時運用，因此能良好訓練到全身的大肌群（參閱書中p.111）。

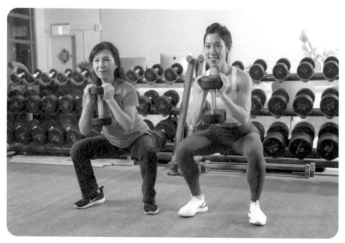

⬤ 高腳杯深蹲是負重的多關節動作，減脂效果好。

而弓箭步，練起來更是累人！多個關節都有參與到，也牽涉了非常多的肌群要同時出力，單腳穩定站起時，更需要核心肌群的參與來幫忙穩住身子。而且「行進弓箭步」要一路往前踩的動作過程，也很像常見的有氧運動如跑步、騎飛輪等，需要單腳輪流出力，不停重複，也因此練起來確實也會喘啊！

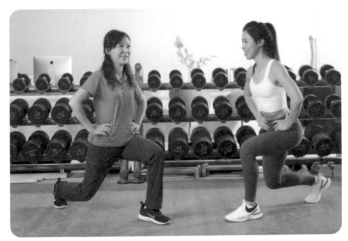

● 不要小看弓箭步，這個動作會啟動很多肌群工作。

　　你發現了嗎？腿部訓練不但功能性極強，維持身材的效果也是一流。不論我們從哪一個角度出發，想要追求「健康、好用」的身體，或是想要追求「好看」的體態，都很可能殊途同歸，是同一種訓練模式。這也是肌力訓練迷人的地方呢！

減脂的推薦作法 ❷ 循環式安排方法

除此之外，我們可以透過動作的重量、次數、組間休息的多元組合，讓肌力訓練也帶有部分的有氧效果，一樣能達到氣喘吁吁，甚至大汗淋漓的有氧形式。

〔安排方法〕

挑選 3 ～ 5 個動作，每個動作設定約 30 ～ 40 秒，一個動作完成之後，中間僅安排 10 ～ 20 秒的休息時間（甚至不休息），就要換下一個動作。3 ～ 5 個動作組合在一起，成為一大輪。安排較長的休息時間，約 3 ～ 4 分鐘過後，重複進行多輪。

訓練參數	安排
動作	因為這樣的訓練形式休息時間較短，屬於偏耐力的訓練法，因此請挑選已經較熟練的動作模式。
重量	採用較輕的負荷，甚至使用徒手的形式也可以。
次數	重量較輕的時候，次數就可以較多，可以採用「計時」的方式，在一定時間內，連續動作不停止。
休息時間	僅安排非常短的休息時間。

〔示範〕

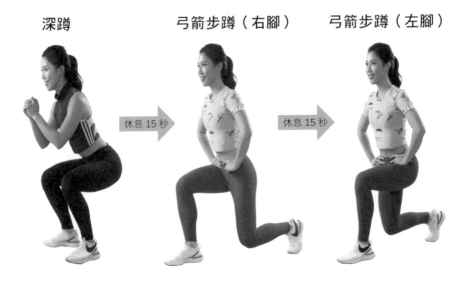

深蹲　　　　　弓箭步蹲（右腳）　　　　弓箭步蹲（左腳）

休息 15 秒　　　　　　　　休息 15 秒

● 次數：不採計次數，
　而採計時，連續進行
　40 秒。
● 重量：偏肌耐力訓練
　法，採用輕負荷，甚
　至用徒手形式。

● 次數：採計時，右腳弓
　箭步蹲 40 秒。
● 重量：偏肌耐力訓練
　法，採用輕負荷，甚至
　用徒手形式。

● 次數：採計時，右腳
　弓箭步蹲 40 秒。
● 重量：偏肌耐力訓練
　法，採用輕負荷，甚
　至用徒手形式。

Tips　這樣的循環安排法，因為休息時間較短，且多個動作接續一起，
　　　身體較累的情況下，容易影響到動作品質，因此若要使用這樣的
　　　安排方式，要挑選平常就較熟練的動作！而如果是初階練習者，
　　　則還不建議此安排原則。

肌力訓練＋飲食調整，甩掉 6% 體脂

王志明實在不愛練腿，尤其是在進行完弓箭步等的訓練動作之後，他的口頭禪是：「哇，這真的很累欸！」但他已明白這是對減脂最有效果的訓練，所以還是乖乖執行。

每次，當他雙手提著八公斤的啞鈴，走完十五公尺的弓箭步之後，都會帶著一臉苦笑，在旁邊休息著。臉部表情似乎在表示「饒了我吧」，但等時間到了之後，他就會認份的提起啞鈴，深呼吸之後再次開始。

平常在會議室當中主導發言並廝殺慣了的他，「你是不是只有這種時候，才能體會到說不出話來的境界？」我有的時候會這樣跟他開玩笑。

但這樣的認真態度，也確實來自於他對於達成目標的堅定執行力。習慣用數據當作 KPI（關鍵績效指標）來追蹤成效的他，當初，我們先一起設定了兩個月後，下降 2% 體脂的目標。四個月後，他下降了 6% 的體脂。我們不但達成目標，還進度超前，而且這個速度也還在健康的範圍之內。

不過，這樣漂亮的身體數據，還有一個關鍵因素——飲食。強度足夠的肌力訓練，能夠幫助你減脂，但也需要確實搭配飲食的調整，才能帶來最好的效果。

王志明在運動之外，也對飲食認真地進行了調整，但他一點也沒有「少吃」，而是選擇「吃對的食物」，也就帶來了極好的效果。在下一篇文章當中，我就會向你分享三個心法，以及五個飲食的大原則，幫助你打造自己的理想體態。

珍珍教練小教室

先追求健康、不受傷，再追求體態

訓練講求的是循序漸進，所以即使想要減脂，也不能操之過急哦！如果是訓練的新手，還是要先從基礎開始，慢慢學會動作模式，掌握好之後，才能逐漸加重，給予身體更大的訓練強度。

若是久未訓練，身體狀況較差的長者，還是要逐步從基礎打起，不能因為追求強度，便偏廢「安全不受傷」的最大原則。也因此，長者利用運動來減脂的效果，可能較受到限制，建議透過下一篇的飲食調整原則，帶給自己「瘦腰」、「減肚子」效果。

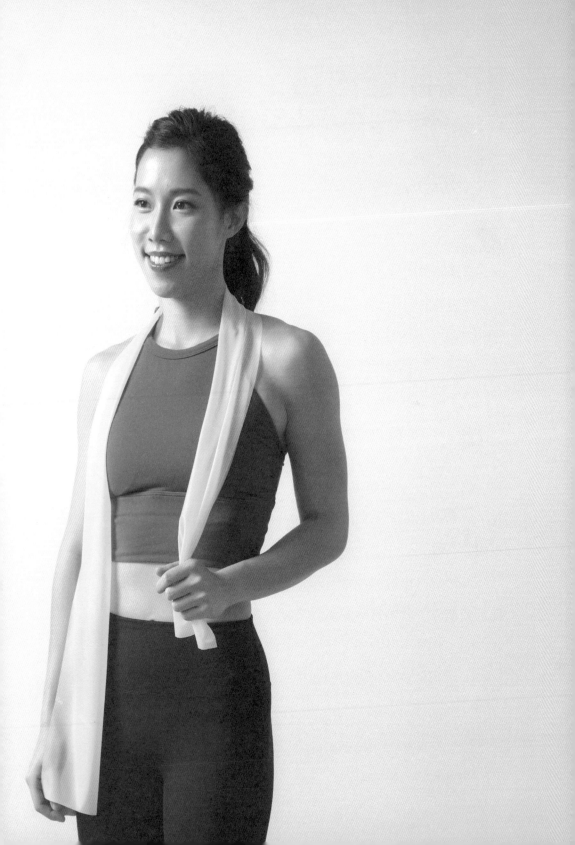

調整飲食內容，
減脂效果更明顯

要健康瘦，並不是靠餓肚子，而是靠「吃得好」。

在規律的肌力訓練之外，建議還要搭配恰當的飲食方法，逐步調整飲食內容，培養健康的飲食型態，長久下來，才能找回健康的身體，並且真的能看到體態逐漸變好！

適當的「熱量赤字」能幫助你減脂、改善體態

有一句大家朗朗上口的話，想要有效減少體脂肪，「運動占三成，飲食占七成」，而飲食占七成的原因，要先從「熱量赤字」的基本觀念談起。

身體每日攝取的熱量，若是低於身體所消耗的熱量，這些低於消耗量的部分，就叫做「熱量赤字」。想要達到熱量赤字，我們能著手改善的，就是兩個面向：增加消耗，或減少攝取。

身體的每日熱量攝取很單純，皆透過飲食來達成。而身體的每日

熱量消耗，則主要包括三大部分：

→ 基礎代謝率：維持你的生命所需，讓大腦、各器官、肌肉組織能良好運作的最基本熱量。占整體的 65 ～ 75%。

→ 一般日常活動消耗：每天走路、上下樓梯、進行體力工作、說話、拿取東西等，都會消耗熱量。若日常生活以坐式型態為主，則此項熱量自然較低。這一項約占整體 15 ～ 25%。

→ 運動消耗：有額外進行肌力訓練、有氧活動所消耗的熱量。可占至整體的 5 ～ 10%（必須是在強度足夠、很努力的情況之下）。

若要達到熱量赤字，「多加運動」所增加的消耗，最多能影響的比例就是 5 ～ 10%，但如果能在飲食上多加注意，就可以大幅減少過多的熱量攝取，帶來更可觀的體態改變。

然而，**熱量赤字也不宜過大**。若是過激烈的限制飲食，除了可能造成身體的基礎代謝率下降，辛辛苦苦訓練想要打造的肌肉量流失更快，也會影響到身體各器官的良好運作，引起內分泌失調。而在壓力荷爾蒙的影響之下，甚至會連帶影響心理健康。

因此，在調整飲食的理念上，我最提倡的是抓準大原則，並善用「樂活飲食心法」，才是長久之道，能在飲食習慣變得健康的同時，幫助你成功改善體態，而且不會陷入復胖的惡性循環。

年齡較長的訓練族群，身體恢復的速度較慢，更是不應該過度限制飲食，造成身體能量不足，建議優先調整飲食內容即可。

我的「樂活飲食」心法

打造良好飲食的前提，其實是擁有正確的「心法」！當心法對了，在調整飲食的實際作法上，才會順利有效。

心法一：對自己每天吃進去的食物，有「實際」的認知

當我們能真正意識到自己吃下去了多少東西，對此有實際的認知，才有辦法避免無意之間累積出來的熱量。

有意識到多少的多餘熱量下肚，就足以達成大改變。

很多人常常覺得，好像也沒特別吃什麼東西，三餐大致正常，怎麼腰部的脂肪卻逐年增加？然而，事出必有因啊！仔細想想，嘴饞的時候，我們是否習慣順手抓起身邊的零食來吃呢？逢年過節時，朋友送的、工作場合收到的伴手禮，是不是總不小心「手滑」，一下就吃掉太多包？甚至健康的零食吃太多（例如：堅果！），依舊帶來過多熱量？

曾有實驗將受試者分成兩組，兩組皆沒有刻意控制飲食，但一組的人會如實紀錄吃的食物，另一組則完全不紀錄。一段時間下來，有紀錄的那一組，整體攝取的食物熱量，顯著低於不紀錄的那一組。

因此，如果對於吃進去的食物，能有實際的認知，意識到自己常常「這裡一點點」、「那裡一些些」地吃進許多無謂的食物，長久下來，自然能夠阻絕不少熱量！

心法二：學會「分辨」吃下去的食物內容

許多人並不是執意要吃進這麼多的熱量，而是因為不了解食物的熱量如何組成，導致不知道這些食物加總起來，熱量這麼高。

更進一步降低多餘熱量的攝取，在於培養對食物的正確認知，學會「分辨」吃下去的食物內容。

建議你可以將一頓餐食，簡單地分類成「碳水化合物」、「蛋白質」、「蔬菜」三大類，接著，再輔以檢視其料理方法，以檢視「油脂」的攝取量。

在面對一頓餐食的時候，我會思考四個方向：

→ 這餐的哪些部分是碳水化合物？是否占了大多數？

→ 蛋白質在哪裡？分量夠嗎？

→ 是否缺少了蔬菜？

→ 料理方式會不會過油？

若一餐的碳水化合物的比例過高，就可以推算出，這頓餐食的熱量想必很高。如果再搭配上蛋白質不足、蔬菜量不足，則這一餐的營養價值顯然不高。透過這樣省思的方法，你可以逐步改善飲食。

下一小節，我們就會針對這三大類「碳水化合物」、「蛋白質」、「蔬菜」，給予更多實際的介紹與建議，讓你對於食物有基本的認知，能分辨出分屬哪些類別。

當你有辦法審視自己吃進了什麼食物，而吃的餐食是如何組成的，才有可能真的看見問題點，而能分辨出問題，才能知道確實有效的改善方針。

心法三：找到最適合自己執行的「平衡」與節奏

這個心法，其實是關鍵。

並沒有所謂最厲害、最有效的飲食方法，唯有找到「最適合自己」的平衡，能讓你長久持續下去，不會短時間內就放棄的作法，才是最重要的。

我並不鼓勵進行無人性的嚴格飲食控制。這對許多人來說心理壓力太大，根本也不願意開始，或者在短暫執行過後，產生反彈式的報復心理，吃得更多。而且，有報復心態還不打緊！更可怕的是「自我放棄」的心態，認為自己永遠與更健康一些的飲食沾不上邊。

你不需要做到完美，偶爾放縱也沒有關係。難得有朋友聚餐、家人相聚的美好時光，就請讓自己好好享受美食，完成一件大事時，用美食犒賞自己一下也無妨。只要在其他餐的時候，用你可以接受的克制力道，來調整飲食即可。

最重要的是，你要知道你是有選擇的。這樣就夠了。

對我來說，每次面對食物，其實都是一種抉擇。吃了比較不健康的食物、熱量高一點的料理，其實沒有關係，我們選擇的結果，會影響你體態改造的成果，只要你能接受這個結果，其實都好。體態改變

得慢一點又如何呢？知道自己有往好的方向慢慢成長，也很可以。而若真的能認知自己目前過激的飲食習慣，未來會造成健康上的不良影響，且知道這是自己選擇的，我相信，也足夠讓你慢慢步上正軌。

在所有的選擇之間，就是專屬於你獨一無二的平衡。只要每次能有一點一滴的前進，就夠好了。

這三項，就是我的樂活飲食心法。

五項飲食大原則

擁有心法之後，抓準這五項飲食大原則，就能讓你吃得更健康，有效避免過多的熱量攝取，帶來體態大大改變。

一、多吃原型食物

「多吃原型食物，盡量挑選看得出食物『原本樣貌』的餐食」是我認為重要性排名第一的原則。

食物在經過各種加工的過程中，都會造成營養成分變低，且因為過度精緻，即使分量不大，熱量也都偏高許多。所以用此方法，就可以幫你篩選掉非常多不好的食物，讓你的飲食選擇更加健康！

以碳水化合物來說，模樣越接近土裡拔出來的、剛收割完成的樣子越好。舉例，地瓜當然就優於麵包。我們可以想像地瓜從土裡被拔出來的樣子，但麵包是用精緻加工的麵粉、奶油等原料，再混合、重

組後烘焙而成，這種已經「面目全非」，幻化成另一個形體的食物，就不算食物原型，應減少攝取。

以肉類來說，過度加工的情況更是常見，建議多吃「能看出如何從生食煮成熟食」的肉類。舉例來說：雞腿比早餐店的雞塊好，煎牛排比肉乾、火腿、香腸等加工肉料好，而丸子、火鍋料等加工製品，更是很難看出怎麼製作而成的，都請盡量避免。

而用這個概念，也可以阻絕掉大多數的垃圾食物、高熱量甜食。常見的手搖杯飲料、精緻蛋糕、餅乾，早已經過無數道手續的加工，通通都是無法分辨原始樣貌的食物，熱量非常驚人。

多吃你「看得懂」原料，能分辨出原始樣貌的食物，就能大大改善你的飲食，減少過多熱量的攝取。

二、控制碳水化合物的攝取量，適量減少

「碳水化合物一定要吃，但吃的量要控制」是我對於碳水化合物最大的建議，也是幫助減少體脂肪的關鍵重點。

碳水化合物是提供人體熱量的最大來源，作為主食，建議還是要適量攝取，才能供應我們一天活動所需要的熱量。不過，許多人的攝取量，都已超過一天所需。

碳水化合物包括主食的飯、麵類，以及早餐常見的麵包、吐司、饅頭等澱粉，更接近「原形食物」的則有地瓜、馬鈴薯等根莖類食物。而點心常有的中式糕餅、蛋糕甜點、台灣小吃類，以及大多數的

零食，如洋芋片、餅乾，如果難以從中分辨出蛋白質或任何蔬菜，基本上都是碳水化合物唷！

有趣的是，「嗜吃碳水」，總想一口接一口，也許不是你的錯！對於碳水化合物的渴望，深植在我們的基因當中。遠古時代的人類食物獲取不易，常常無法確知下一餐在哪裡的情況之下，如果碰巧在採集時遇上鮮甜多汁的水果，當然是要使勁地吃，才最有可能存活囉！然而，現代人的食物取得實在太過容易，身體活動量又大減，若沒有適時克制一下口慾，也造成熱量過剩，我們這麼容易發胖、體脂肪過高，原因就在此！

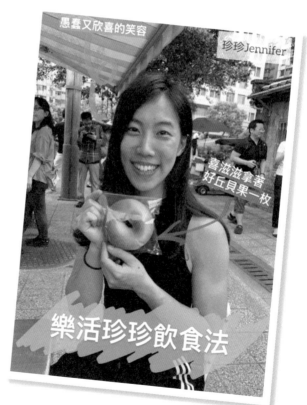

愚蠢又欣喜的笑容

珍珍Jennifer

喜滋滋拿著
好丘貝果一枚

樂活珍珍飲食法

● 偶爾享受一下美食也無妨，在飲食收放之間找到平衡，才能長久執行。

避免過多碳水化合物的攝取，有三個簡單方向：

(1) 控制主餐的飯、麵量

　　舉凡菜色太下飯，不經意扒兩、三碗飯，或將外食過多的便當飯量吃光光，都很容易有多餘熱量下肚。我建議多口菜，配一口飯，或是請店家做「飯少」，都可以大幅降低吃過多飯的情況。這個法則，也同樣適用於麵條、麵包類。

(2) 保持有意識，注意到三餐以外的碳水點心攝取

　　我常常聽到許多民眾說，自己三餐的飯都吃得不多，但體脂還是減不下來。然而，許多人忽略了一個事實，三餐以外的時間，總有太多零食、小點心等熱量被無意間吃下肚！

　　如果能多加注意這個情況，用「有吃就好，不用吃到滿」的心態，並且斟酌減少次數，就可以減少多餘熱量攝取。

(3) 水果，並不是吃越多越好

　　水果的維生素豐富，身體需要適時補充，但糖分也很高（尤其近年來水果種植技術進步，越來越甜），如果在沒有克制的情況之下，也容易導致熱量過高。我也建議不要在飯後吃水果，因為吃完飯血糖已經很高了，再加吃水果，會導致血糖上升更快，進而造成脂肪更加容易囤積。

三、多攝取優質蛋白質，有助於肌肉合成之外，也添增飽足感

　　「多吃優質蛋白質，並且要吃的比你想像中多」是我對於蛋白質的大原則。

　　肌肉在訓練後受到微創傷，需要時間休息、以及足夠的營養補充，才能有最好的恢復與成長效果，而在這段「合成作用」的過程當中，蛋白質這項營養素扮演非常重要的角色。也因此，肌力訓練之

後，立刻補充蛋白質，也能對於訓練效果更有益。

蛋白質包括蛋、豆、魚、肉類，但一般的外食選擇，通常很難讓我們吃到身體所需的蛋白質量。攝取不足的情況之下，我建議可以在三餐之外，點心時間多安排如白煮蛋、豆漿，甚至是含有蛋白質的優格（但要注意含糖量）等食物，才有辦法「吃的比想像中還要多」。

更重要的是，蛋白質食物通常更具有飽足感，在容易嘴饞的點心時間，用優質蛋白質來取代常見的零食點心，除了能讓你的辛苦訓練，帶來最好的肌肉增長效果之外，也能有效幫助減少碳水化合物的攝取！

除此之外，在選擇蛋白質的時候，還要注意兩大陷阱：

(1) 注意肉類的油脂含量

肉類的選擇範圍很廣，熱量的高低落差也很大，需要慎選肉的種類，避免吃到含油脂量太高的肉品。且瘦肉常相連的「肥肉」、「皮類」，主要屬於油脂，非蛋白質，也是要酌量攝取囉！

以 CP 值，也就是「單位熱量中的蛋白質含量」來說，排名是雞肉、海鮮 → 牛肉 → 豬肉，而雞肉當中，又可以再分不同部位，雞胸肉是當中最好的蛋白質來源，雞腿肉次之，雞翅則因為主要由雞皮組成，油脂量太高，也建議不要吃太多。

⑵ 注意過多加工、高油脂的豆類製品

豆製品的涵蓋範圍很廣：豆類、豆漿、豆腐、豆皮、豆乾等等。

其中，豆漿、豆腐都是較天然的優質蛋白質來源，但豆製品也經常有過度加工的現象，必須特別注意。舉例來說，當零嘴用的豆乾，營養成分很低，而且太「涮嘴」，一口接一口之下，容易熱量過高。而豆皮也建議吃鮮豆皮即可，炸豆皮則要避免。

四、多攝取蔬菜類

一般看到的葉菜類、菇類，都可算進蔬菜類，而且建議各種顏色、各式蔬菜都要攝取。除了纖維質含量高，能夠幫助消化、促進腸胃蠕動，增加飽足感之外，更重要的是，還有兩大原因能幫助你降低脂肪的囤積！

→ 在一般餐食中，同時搭配大量的蔬菜攝取，能減緩血糖上升的速度，進而讓脂肪囤積的可能性下降。

→ 蔬菜含有豐富的維生素、微量礦物質，多加攝取，有助於減少身體的發炎反應。身體的發炎反應包括，某些身體部位莫名痠痛、長痘痘、皮膚變差、容易水腫，而這些情況，都容易造成脂肪的囤積。多吃蔬菜，可以幫助改善此情況。

但值得注意的是，有些根莖類不建議歸類到蔬菜。例如南瓜、玉米、芋頭等等，雖然在家常菜中，它們很常被認為是蔬菜，但因為澱粉含量很高，也不宜過量，才不會吃進太多熱量。

五、適量攝取油脂

「適量攝取油脂」的道理，就像是碳水化合物一樣，是身體的必需營養素，一定要攝取，但大部分人經常外食的情況下，都會不小心攝取過多。

有兩種方向可以幫助你油脂攝取量不超標：

(1) 慎選料理方式

料理方式，跟含油量非常相關，食物用蒸、煎的方法，優於炸、炒。也要注意，自助餐有一些菜色含油量其實非常高，例如茄子、青椒等，通常都會炸過來保持色彩鮮豔，番茄炒蛋也會加很多的油來炒，才會澎澎、香香的，都算是地雷菜，不要吃太多哦！（我第一次知道的時候，也是五轟雷頂，但是還是提醒自己，要少夾一些這種菜色呀！）

(2) 堅果是好油脂，但以一小把為限

好的食物，吃太多也還是會熱量超標。大多民眾雖知道堅果含有很好的油脂，是健康的零食，但我建議每次都抓一小把，就要把堅果罐子收起來了哦！如果捧著罐子吃，一定會攝取過多熱量。

認識基本原則，各項飲食法都通

　　市面上常見有非常多不同的飲食方法，許多背後確實都有其科學根據，建議可以進一步諮詢專業的營養師。本篇所提到的飲食原則，都是重要的基礎觀念，無論採用何種飲食法，了解這些基本原則，都能讓你的減脂效果更佳！

實作時間：運動後、三餐之外的「點心」搭配示範

　　三餐之外的「點心安排」，其實能為整體帶來畫龍點睛的效果！

　　運動後，若能搭配好的營養補充，會帶來更好的肌肉恢復與成長效果。三餐之外，若能安排好的點心食物，能有效防止嘴饞時，不健康的零食趁虛而入。或僅只是在餓的時候，有小點心墊墊胃，也能避免等到正餐時，身體飢餓的反應之下，猛然吃過量。

　　點心的選擇上，建議要有適量的碳水化合物，再搭配上蛋白質，就是最佳安排。下圖是這兩項食物分別的建議內容：

澱粉（碳水化合物）	蛋白質
優格（150 卡以下）	白煮蛋
燕麥片	無糖豆漿
香蕉	牛奶
低糖水果（蘋果、奇異果、芭樂）	毛豆
地瓜	雞胸肉

舉例來說，運動後若能有以下三種搭配，就很不錯哦！

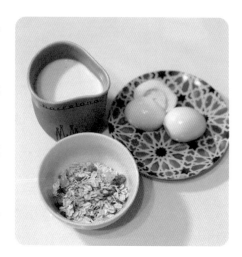

→ 一顆小地瓜，搭配 1 ～ 2 顆茶葉蛋

→ 香蕉，搭配無糖豆漿 450ml

→ 燕麥片 40g，1~2 顆顆水煮蛋，無糖豆漿 250ml

吃得少不見得會瘦，「吃得好」才是重點

　　王志明因為有明確的目標，想要在一定時間內，看到體脂肪率、腰圍的明顯改變，因此，除了運動計畫之外，我們的飲食計畫便也同等重要。

　　我請他傳一週的飲食照片給我，觀察到，他原本的飲食內容，真的有很大改善空間。日常的主食常常有過多的精緻澱粉，早餐可能是古早大飯糰一顆，中餐是乾拌麵配一些炸鱈魚條，加班太忙時，晚餐就用一包泡麵果腹兼療癒一下。在這樣的食物組成之下，通常都碳水化合物過多，蛋白質、蔬菜量明顯不足，油脂含量又太高。

　　但在了解上述這些飲食原則之後，他回傳的飲食照片，開始慢慢不一樣了。他將學到的飲食原則分享給妻子與其他位家人，一家人的

餐桌菜色逐步有了調整，炒菜上，他們經常使用蔬菜炒肉類的作法，除了能增加蛋白質的攝取之外，蔬菜也選擇各種顏色、多種類型來點綴，並且將炒菜的用油量減少。每次看到，都令我大讚「夫人的廚藝也太好了！」看來豐富、美味卻又非常健康。

即使是工作需求或出去遊玩，偶爾需要外食，連點小吃的部分，也能看見他對食物組成進行調整。飯類點小碗的、多點兩盤青菜的小菜，外食雖難有蛋白質，也可以見到他盡量多選擇豆腐、滷蛋，補充營養素。

他曾以為，「三分練，七分吃」的精神在於盡可能少吃，但這次，他選擇了「吃得好」。而他確實也迎來了更好的自己。

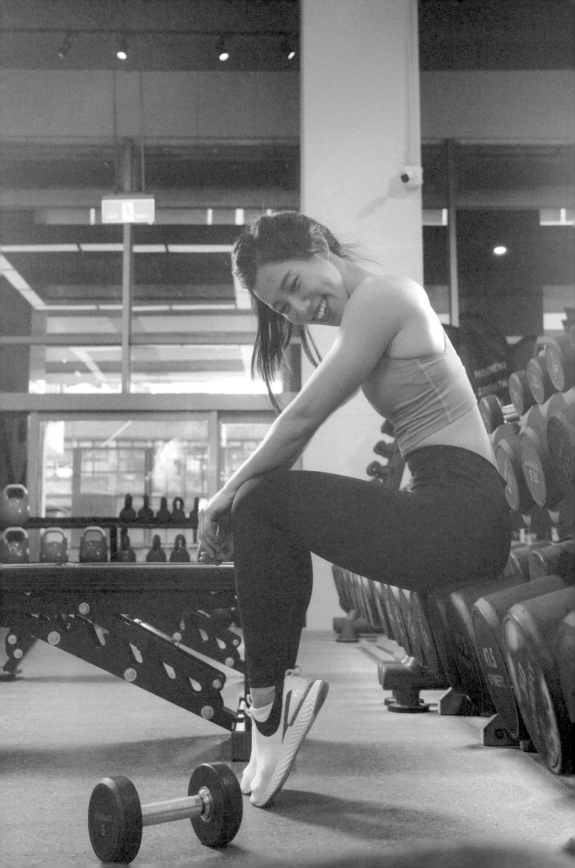

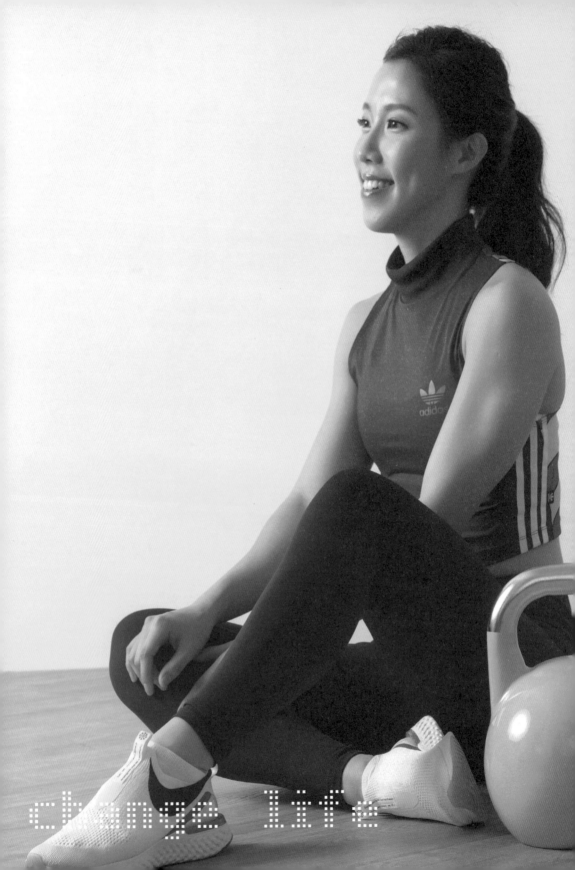

change life

第五章

如何開始
與持續？

對於肌力訓練，有兩大目標：做到「開始」，並且「持續」下去，就已足夠。珍珍教練從個人經驗出發，給予開始訓練時的建議作法，並告訴你在持續的這條路上可能看到的難關，從而也能給予自己鼓勵。

在書的最後一章，珍珍教練想要送上這份禮物，幫助你好好啟程。

如何踏出第一步？
珍珍教練的暖心建議

　　在這本書當中，我寫下我的教學理念，以及肌力訓練的作法，除了引導、啟蒙之外，這也像是一本參考書，希望能幫助你在這條路上，有正確的觀念與方向。

　　而在面對一般民眾「該如何開始」的提問之下，我列舉出四種常見的行動方案：

1 報名私人教練課程

2 報名健身房會員

3 參加團體肌力課程

4 從居家訓練開始

　　我會介紹每一種做法，並討論各方法的優缺點。我自己在打造出穩定健身習慣的過程中，每一種方法都嘗試與經歷過，因此，我也會給予你綜合建議，你可以依據個人最在意的面向，來安排最適合自己的作法。

珍珍教練的 *40⁺50⁺60⁺*
增肌慢老重訓課

報名私人教練課程

　　私人教練的課程，每一節大約是六十分鐘。課程當中，會有一位教練在你身邊，手把手指導每個動作的細節、注意事項，並且分享較正確的訓練觀念給你，避免你的訓練方向與方法錯誤。教練會依據每個人不一樣的身體狀況與需求，客製出最適合你的訓練計畫與難易度的進程，協助你進步。

　　在連鎖健身房、市立運動中心、私人的健身工作室，都能尋求到專業教練的協助。

優點

1. 學習較有效率

　　有教練直接指導你正確動作模式、訓練方法，讓你用最有效率的方式獲得知識，減少自行摸索的時間，降低學習的時間成本。

2. 協助達到足夠訓練強度

　　因為整體訓練的進行，都有人在旁邊監督及鼓勵（也可以說是協助你突破舒適圈！）比較能達到足夠且適當的訓練強度，避免對自己太好。這也是一種提升效率的辦法，在較精實的時間內，達到訓練效果。

3. 安全性較高

　　有專業資源根據你的身體狀況，判斷你在此階段最適合的動作訓

練、負荷強度，並全程監督你的動作品質，能幫助你避免受傷，或操之過當的風險。

4. 制約性高

因為已經跟教練約定好上課時間，也已經購買一定的課程數量，至少能讓自己每週安排出時間上課，達到規律訓練的效果。

缺點

1. 費用成本較高

因為會有專屬教練帶領你進行一對一訓練，安排客製化的課程，讓你學習的時間成本降低，但也相對的，需花費的金錢成本就較高。

2. 產生依賴現象

可能會喪失「自主學習」、「自主訓練」的能力。如果在課程當中，養成「只聽教練的」的習慣，會導致如果沒有人陪伴，就不太會自主訓練。建議在上課時，多詢問問題，盡量把教練的專業知識、能力也學起來，才是最佳做法。

報名健身房會員

報名健身房會員，也是一種常見的建立運動習慣的方式。

健身房的形式有，需繳納固定月費的連鎖健身房，也有以小時計

費，不用綁約的市立運動中心，更有以分鐘計費的健身房，去多少時間就繳多少錢，時間更自由彈性。選定了對自己最方便、喜愛的健身場域，就可到該場所使用器材，自行訓練。

優點

1. 場地器材多元

啞鈴、槓鈴、訓練機器都是在家較難自己擁有的，而健身中心通常會有多元的器材、場地可供使用，讓你的訓練計畫不受限，更完整。且來到一個專屬健身的場域，可以讓許多人更有「要開始訓練了！」的正向激勵效果。

2. 費用較低

市立健身房、以分鐘計費的健身房，單次使用下來，費用都不高，而如果是採取繳納月費機制的健身房，使用越多次，費用上當然越划算。要注意的是，費用越低廉的健身房，相對的使用人數就較高，可能在使用上，會有器材、空間不夠，需要等待的問題。

3. 離家近

現在的健身房林立，因此，你可以挑選離家、工作地點較近的健身房，降低「前往」健身房所需花費的時間成本，也更容易讓你持續運動習慣。

缺點

1. 缺少制約

需要自己主動安排出時間，前往健身房訓練。即使有些健身房有綁約，對許多人來說，制約性也不夠。建議可以相約同事、朋友，一起去同一健身房做訓練，當作是一種制約之外，也能有社群支持，有朋友陪伴比較有樂趣。

2. 較無專業資源指導

雖然場地器材多元，但如果沒有自己下功夫去了解訓練的相關知識，又缺乏專業教練指導，可能會影響到訓練效果。

參加團體肌力課程

相較於私人教練課程大多是一對一，至多一對二的形式，團體肌力課程是由一位教練，同時指導多位學員。在各面向的優缺點上，是介於「私人教練課程」與「健身房會員」之間的作法。

優點

1. 有專業教練指導

相較於健身房自主訓練，報名團體課，至少會有一位老師帶領，可快速得到動作方向上的指點，老師也會安排課程的訓練內容。

2. 費用較低

跟私人一對一的課程相比，參與團體課程要負擔的成本，相對低了許多。

3. 有社群支持

團體課程對於有些人來說，相較於教練一對一，可能心理壓力較小。且如果同班的學員是長期一起上課的，也會有社群上的心理支持效果，像有同伴們一起努力的感覺。

缺點

1. 無法得到老師細節上的指導

因為是一對多的形式，老師無法詳細指導每個學生的動作，且為了顧及團體裡大多數人的狀況，訓練動作的難易選擇，與訓練的強度上，比較難做客製化的安排。

2. 器材有限

因為要多位學員同時訓練，器材的使用上會有所限制，導致訓練方式的選擇可能受限。

透過看影片、書、app 等學習方式，進行居家訓練

透過書籍的閱讀（例如本書！），看健身影片的指導，或有許多

app 上面會有動作、訓練菜單可供參考，都可以讓你自行跟著一起訓練。許多人會採用這樣的學習方式，先從居家訓練開始嘗試。

優點

1. 成本最低

以金錢成本來說，如果是在家裡進行訓練，則可以省下去健身房的費用。網路上有許多免費的影片教學，市面上也有大量關於健身的書籍，如果願意下功夫去查詢與研究，其實也能夠有非常多的收穫！

2. 方便性最高

因為是在家訓練，所以需要的時間成本最低，沒有來回健身房所需花費的時間，理想情況上，隨時都可以進行一些運動。對於有些人來說，這是最容易開始「嘗試」的方式，因為方便、不太花錢。

缺點

1. 沒有制約

因為是在家做自主訓練，制約性最低。對於有些人來說，沒有場域的切分，也會較難進入「來好好開始運動吧！」的心態。這種方法方便性最高，但帶來放棄的機率可能也最高。

2. 沒有動作細節上的指導

因為是自主練習，家中可能缺乏鏡子能夠提供動作的回饋，也缺少專業老師幫忙看動作、提示觀念，學習效果可能較低。

3. 訓練選擇上有所限制

訓練需要一定的重量負荷，才能給肌肉帶來持續的成長刺激，但如果沒有特別在家裡購買一些彈力帶、啞鈴、壺鈴等運動器材，則很可能訓練強度會太低。因此，建議在家訓練的族群，可以買適當的啞鈴等負重器材，為訓練增進效果。

綜合比較

如下表格，用比較常見的考量面向，綜合比較上述四種方式。

	制約程度	專業方向與建議	費用親民性	距離方便性	社群支持
私人教練課程	★★★★★	★★★★★	★	★★	★★
團體肌力課程	★★★	★★★	★★★	★★	★★★
健身房會員	★★	★	★★★	★★★	★★★
居家訓練	★	★	★★★★★	★★★★★	★

註：要注意的是，每個人對各方式的想法，是非常主觀的，此分享僅是採用我個人的經驗，以及部分學員們的反饋。

逐步邁入「訓練之路」的階段規劃

上述是對於不同做法的建議，但你不一定要只選擇一種，你也不用「一直」都只能選擇同一種。在你建立訓練習慣的過程當中，不同階段，你都可以綜合不同的作法。

【階段一】早期摸索階段，著重嘗試

如果你是剛開始嘗試肌力訓練，算是在早期摸索階段的人，這個階段的重點是讓自己培養興致，不要害怕這個運動。

因此，如果想先用最方便、不花成本的方式開始，則參考書籍、健身影片、下載 app，並且從居家訓練嘗試起，都是很好的作法。

其實，這就是我一開始的方法哦！我也曾經跟著影片在家施作練習，但缺點是制約性太低，我確實沒進行幾次就中斷了，且因為想要進行更完整的訓練，接著，我便進入健身房做訓練，邁向下一階段。

【階段二】尋求專業資源學習

這個階段，已經開始進行較規律的訓練，也希望能做得更正確、更有效。此時，請開始尋求資源來幫助自己做得更好。

在尋求資源上面，你可以透過三種作法：

1. 查詢書籍、參考健身影片、線上課程

我曾經大量的參考網路上的資源內容，學習健身知識，在初期對

於我的自主訓練有很大的幫助。到了後期，因為網路上的資訊太碎片化，且不一定正確，為了能更系統性的進行學習，我開始大量閱讀健身相關的書籍。

而這也是我想寫這本書的初衷。我希望能用淺白的方式，告訴你訓練的道理，當你越了解訓練的基本法則，便能增進自己的練習品質，給你更好的訓練效果。

2. 請教已經開始訓練的親人、朋友

這個方法能帶來很大的支持與陪伴力量，先請求身邊親近的人的幫忙，可以讓剛開始訓練時較不迷網、不孤單。缺點是，身邊的朋友不一定專業、正確，學習效果有限且比較沒有保障。

3. 上課，請求專業教練指導

我的健身之路的蛻變，是在正式上課之後開始的。雖然費用較高，但因為能很快地從教練身上收穫知識，我的進步速度更快。也因為有人盯我的訓練進度與強度，訓練效果確實是比較好。

不過，身為學生的我，當時上課是很認真的哦！每次上完課，我會自己做筆記，也會自行去健身房，勤加複習上課所學的動作。

如果費用上可以負擔，我會很建議在健身的初期，購買適量的私人專業健身課程，學習正確的動作模式、恰當的訓練做法，並且額外搭配書籍、影片等資源，給予自己最完整的學習效果。

【階段三】在健身房多加自主訓練

無論用任何的方式學習健身，參考影片、書籍也好，或直接請教練指導，最重要的是，將上述的訓練知識真正「學進」自己的身體裡，並且擁有自主做訓練的能力。

以我的教學經驗來說，身體能在一定時間內進步最多的人，是在上課之外，也會額外挪出時間進行自我訓練的人。

本書用此初衷，詳細示範了四大模式之下的各項動作，將訓練所需的相關知識分享給你，並給予安排訓練課表的建議。這能協助你有清晰的訓練方向，在自主訓練時，有架構可供依循。

唯有真的身體力行，多加進行自主訓練，才能持續引領自己，達成身體的進步與成長。

【階段四】根據不同時期，彈性調整適合自己的模式

每個人都會隨著人生階段的不同，而有工作、生活狀態不相同的時期。因此，你可以彈性用不同的模式，將訓練融入生活當中。

當工作真的太過忙碌，無法較常去健身房，也許你能用較簡單的幾種居家訓練動作，幫助維持自己的活動量。而若目前生活能挪出較多空檔時段，在時間、費用也能夠負擔的情況之下，趁此機會，報名課程多加學習，也是很好的作法。

而若是目前大多是自主訓練，擁有一本完整的訓練書籍在身邊，感到疑惑、不確定時，翻翻書籍，確保自己的訓練品質，也很夠用！且擁有了更多的訓練思維之後，在面對網路上的諸多資訊時，也能有自己識別、選擇的判斷力。

　　我始終相信，並沒有所謂「最好」的辦法，只有「最適合」自己的作法。而所謂的最適合，也要你真正開始嘗試了之後才知道。請挑一種做法，真正開始嘗試吧！

　　開始以後，接下來，最重要的目標，就是「持續」訓練下去。在下一篇，我會寫到學生們開始前的掙扎歷程，並且讓你看見他們如何邁向持續訓練的故事。

持續，是訓練
最重要的目標

　　在這本書裡面，我書寫了許多學生，成功踏上健身之路，並且身體慢慢進步、成長的過程。卻還沒告訴你，在前期的時候，他們也有許多的掙扎，甚至在有了一些成果之後，還是會因故差點放棄。

　　但最後，他們還是找到方法持續訓練。從他們的故事，我相信每個人都可以。

　　原本經常單腳站不穩，也跌倒數次的陳麗芳，在訓練一陣子過後，腿部力量大為進步。卻在某次上課的時候，才跟我坦承一開始根本怕得要死。

　　「我一開始其實很想放棄，但人就是要面子！怕被家人笑，只好硬著頭皮來上課。」現在很熱衷於訓練的她，後來還能談笑風生這段過程。

　　利用治理團隊的 KPI 績效管理法，給自己明確健身目標，並且在訓練與飲食的搭配下，腰圍瘦了一大圈的王志明，其實也像許多人一樣，決定開始健身之前，拖延了許久，躊躇不定差點放棄。幸好最終

還是有鼓起勇氣開始。

　　「建立運動習慣」不是個一蹴可幾的過程。從對於訓練有許多誤解與擔心，到願意嘗試，再到健身能固定下來成為日常習慣，在這過程中，我們總共會經歷五個階段。

培養習慣的五個階段

- **思考前期**：還不覺得運動重要，可能日常都採取坐式生活。
- **思考期**：開始認知運動重要性，但還未採取行動。
- **準備期**：已經開始嘗試改變，有進行一些活動，但都不固定。
- **行動期**：已開始規律運動，但未滿六個月。
- **維持期**：規律運動達六個月以上。

另外，還有一個特別的階段（不一定每個人都有，但很常見。）

- **復發期**：運動習慣中斷，回頭到前面階段。

思考前期 ➤ 思考期 ➤ 準備期 ➤ 行動期 ➤ 維持期

我會寫下每個階段的建議，我們的最終目標，都是跨越層層階段，來到最後的「維持期」，持續讓適量的運動習慣長久陪伴我們。

思考前期：還不覺得運動重要，可能日常都採取坐式生活

在這個階段當中，因為還未認知肌力訓練的好處，當然也不可能開始。

以爸爸訓練的例子來說，在一開始，多運動對他而言，僅止於踩著藍白拖走操場而已。他是直到犯了五十肩，發現經過恰當的訓練後，才能維持住物理治療的復原效果，逐步改善肩膀狀況，也開始認知到有足夠的訓練強度，才能真的維持身體的健康。

這時，他才從「思考前期」，來到第二個階段「思考期」，真正知道訓練的重要性了。

思考期：開始認知運動重要性，但還未採取行動

進入思考期之後，最重要的目標，就是讓自己開始採取行動。

然而，爸爸當初是因為受傷、著急的原因而不得不採取行動。但還未有明確急迫性的大多數人，卻總遲遲無法開始。

除了行動力不足之外，我認為還有兩大層面的心理阻力，造成許多人只處於思考期的階段，僅只認知重要性，卻未有下一步。

第一個，是「不認為自己辦得到」。

經由訓練，意外也消除頸後「富貴包」的黃婉玲，年屆五十，第

一次坐在諮詢台前，要嘗試訓練課程時，她緊張與不安的情緒顯而易見。其實，家住附近的她，常會在晚間經過時，透過燈火通明的落地窗外，駐足停留，看著健身房裡頭的一切景象好奇著，卻不敢想像自己能夠成為裡面的一員。

「這是適合我的運動嗎？」、「我做得來嗎？」是這個年齡層的人共同的心聲。然而，書寫至此，希望已經能鼓勵你，肌力訓練適合每一個人，尤其以年紀漸長的人，更為重要。只要在循序漸進的持續訓練之下，每個人都能見到進步。你要做的，唯有「開始」。

第二個阻力，是誤以為要等自己「完全準備好」才能開始。

王志明是一個公司的高層主管，對自我要求高。十分自律的他，卻在鼓起勇氣嘗試一次肌力訓練之後，還是因為家庭、工作等因素，拖延了半年多，才真的開始我們的訓練課程。

許多人會害怕，如果因為各種因素，導致無法有穩定的運動習慣，是不是就沒效果了？是否需要等「狀態準備好了」、「最近這些事情忙完」再開始？很多人在這樣的拖延之後，其實都不曾真的開始。

然而，並沒有所謂「真的準備好」這種狀態。讓訓練融入你的日常生活，是一種動態平衡，你要真的「開始」，才有機會找到最適合你的平衡。

雖然沒有穩定習慣確實可以改進，運動次數過少確實效果會不明顯，但這些問題，都要等你開始了才有意義。從未開始，才是最沒效果的事情。

準備期：開始嘗試改變，有進行一些運動的活動，但都不固定

也許你正在此階段，還在多方嘗試，卻還未讓運動習慣真正穩定下來。在這個階段中，有三個元素能夠幫助你培養穩定的運動習慣：

1 制約

2 樂趣和成就感

3 良好的心態

我們曾經在核心的訓練單元當中，提過三十多歲，林雅婷的故事。生活忙碌，失去運動習慣的她，強烈有感於體力下滑、脂肪漸增，認為不得不動起來了。

一開始，她利用了「制約」來維持固定的健身習慣，報名了訓練課程，每週由我帶領她運動一次。如果你也已經開始請求教練協助，或者是報名團體的肌力課程，這就是個有效的方式，能讓自己每週固定安排出運動時間。

接下來，她在「成就感」當中，找到持續下去的動力。我們發現她平常站姿不良（三七步、小腹前凸），並且核心穩定的能力較弱。在持續訓練之後，她已能從體態當中，感受到核心能夠好好的支撐站姿，小腹似乎看起來就小了一些。

「原來做這些練習真的會有效果。也開始讓我覺得，會更想要來運動了耶。」那天，她跟我這樣說到。

制約加上成就感，是一個幫助你初期維持習慣的好法則。

而「良好的心態」，就是認知到，唯有「持續的訓練」才是我們最大的目標，這會影響我們是否能長期維持訓練習慣，而不輕易地放棄與後退。

林雅婷每一年跨年時，都會許三個新年願望。有一年，她的願望之一是「開始運動」，而她辦到了。來到第二年，她的目標改成「維持運動習慣」，而她也確實做到了。也是因為她的堅持與持續，才真正迎來身體的有感變化。

這會跟我們的下一階段相關。

行動期：已開始規律訓練，但未滿六個月

研究顯示，開始能維持規律的訓練習慣之後，有超過五成的機率會在六個月內再次放棄。

我認為最大的原因在於，如果只將運動視為一種「手段」，就很有可能再次中斷。

爸爸差點是放棄的其中一員。他在犯了五十肩後，進行過物理治療，也持續透過健身與訓練維持效果。大約三、四個月後，他的肩關節的狀況已經比較穩定，手能舉起的角度，跟發作當時相比，大為進步，也不會再有時不時的疼痛。

有了明顯成效之後，卻是他失去健身動力的開始。爸爸不再積極。初期會在家做自主運動作業的他，後來是到了健身課的時候才會運動，甚至到了後期，也開始利用諸多藉口來請假。原本有的良好運

動習慣，幾乎快要消失。

這樣的情況總是屢見不鮮。當身體「好像」沒有什麼大事了，當我們「似乎」達成某種目標了，訓練似乎就不再重要了。

有許多人還沒有認知到肌力訓練對於老後的好處，只將運動視為體態改造的手段，不是在成功的瘦下來後，中斷運動但日後又再次復胖，就是在發現目標沒有順利達成之後，對於訓練心灰意冷，放棄不再運動。

當訓練習慣中斷，我們就來到了「復發期」。這個階段不一定每個人都有，但卻是很正常，也很常見的情況。

復發期：訓練習慣中斷，回頭到前面階段

後來，我向爸爸分享了這個培養習慣的階段概念，並告訴他，「復發期」的發生其實很常見，但不應該因此而否定自己，就此停下。五十肩能良好復原，恢復身體功能只是基本，我們還是需要透過持續的訓練，才能維持住肌力啊！

我只簡單給了他一個目標，你只要能夠「持續」，就可以了。

透過這樣簡單的觀念轉換，他再也不思考（也不再掙扎）「要運動」還是「不要運動」，每週一次的訓練，成為他每週的自律習慣，從此再也沒中斷過。

而許多人也不一定是心態要調適的關係所致，而是生活狀態正在劇烈改變，勢必得重新尋找健身與生活的平衡。有可能是因為小孩出生，或工作升遷、轉調等等，導致之前的運動規律已不再適用。

　　身為教練的我，也曾經發生過這樣的復發期。在初次接獲企業演講的時候，因為很重視這樣的推廣機會，在忙碌的日常教課行程之外，我撥出很多時間進行準備，再加上給了自己許多心理壓力，我有整整兩到三個月，幾乎沒訓練過。

　　但當時，我清楚知道這是暫時的。這個「中斷」，來自於我的選擇和決定，就僅是在短期間內沒抓回自己的生活步調而已，當我完成這個階段性的大任務，我便恢復了規律的訓練習慣。當你真心知道「訓練」的必要與重要性，這就無關乎「繼續」或「自此放棄」，你會知道自己不會離這個習慣遠去，不過是一時半刻不在罷了。

　　這是我唯一一次的復發期嗎？當然不是。大大小小的，還有經歷數次。

　　我們都可能會在這條路上反反覆覆，遭遇挫折而停下，然後又找到跟它並行的方式，持續讓訓練這個習慣陪伴在我們的生命當中。

　　所以，就將「持續」視為我們最大的目標吧！就這麼簡單。當我們不把訓練當成達成目的的手段，也不因為一時中斷而否定自我，才有利於你進入最後一個階段「維持期」，讓運動習慣保持在你的日常生活當中。

維持期：規律訓練達六個月以上

訓練，是一項絕對不會虧待你的投資。當我們能規律地維持訓練習慣之後，一定能給身體帶來正向的成果。

接下來，許多人好奇的問題，便是應該維持如何的運動頻率？

這會跟你的目標相關。每週至少進行 1 ～ 2 次的肌力訓練，便能有效維持健康，延緩肌力流失。但如果訓練頻率更高，就能更有效的將線條變得緊實，減少脂肪的囤積，往更理想的身材邁進。

還記得嗎？我們最怕的是從不開始。如果你有照顧家庭、工作忙碌等時間考量，為了避免過多的心理壓力，造成放棄的反效果，我會建議，可以先從至少一週一次，每次一小時開始努力起，這樣就已非常好了！

從未有過訓練經驗的人，在剛開始進行一週一次的訓練時，就能夠感受到明顯的身體差異。身體學會比較正確的出力方法，做起許多動作來，能感到輕鬆許多，喚醒了許多以前從未想過的肌群，也逐漸可以改善駝背等現象。並且在肌力上，可以得到逐步的緩慢成長。

舉例來說，像是年約三十的林雅婷，雖然只有一週一次的訓練，體態變化不大，體重沒減輕，但「有感覺生活中比較有精神」、「比較不容易腰痠背痛」。且她維持運動習慣兩年下來，身體能力也確實逐漸進步，核心變強了，也能掌握越來越多動作，肌力、耐力都有提升。

而像陳麗芳這樣年紀較長，年約六十，原本單腳站立都容易跌倒，甚至膝蓋原本有不適的案例，現在能大幅增加腿部的肌力，甚至能扛起身體一半以上的重量做深蹲，是因為每週有訓練至兩次的成果，且需要維持至少一年以上的時間。

不過，如果你能夠更積極的排出更多訓練時間，只要有考量身體的修復狀況，自然也有更好的體態改造效果！一週 1 ～ 2 的肌力訓練，能有效幫你增加肌力，並且幫助你「維持體態」，但若要顯著減脂，則需要一週 3 ～ 4 次強度足夠的訓練，再搭配飲食的調整，可以讓你最有效果。

以王志明來說，年約四十多歲，他當初的目標很明確，希望能透過訓練與飲食的搭配，將體脂降下來。執行力良好的他，在確實改善了每日飲食之外，每週進行 3 ～ 4 次的訓練，也真的成功在四個月內達成目標，有漂亮成果。

你與運動，就像是朋友關係一樣

透過這五階段的描述，我希望帶你看見他們一路轉變的故事。而這些學生的訓練故事，還在持續。

在我寫作這本書的過程中，曾容易在花市摔倒，後來腿力大幅進步，沒再跌倒的陳麗芳，後來因為不慎踩空而扭傷腳（她還可愛又樂觀地向我強調：「教練，我扭到而已，可沒跌倒！」）在傷後休息、後

來積極復健一陣子之後，她已經又重新開始恢復訓練。

因為有感於長期久坐工作之下，體態漸寬的林雅婷，在這段期間裡，工作職務轉調，生活再次大亂，飲食也不正常，但新的工作任務稍微上手之後，還是重新回歸規律訓練、健康飲食的生活模式。

我相信，建立運動習慣之於每個人，可以像是維繫「朋友關係」一樣。

朋友關係，有分濃烈的熱戀關係，有穩定常常聚會的緊密好朋友關係，也有君子之交淡如水的那種稀薄關係。也有那種朋友，你們很久沒聯絡，但你從不擔心他或她不是你朋友，你知道你們有一天相遇時又會聊得很開心，不會因為很久沒見，就不再是你的朋友，而正是因為這樣的信任，讓你們最後還是能常伴在彼此身邊。

運動可以是你的那種朋友。你不用苦惱要怎麼跟它維持穩定關係，工作、生活目前很忙，告訴自己，「好的，我們先各忙各的一下，有一天有空的時候，記得約出來聊一聊。」

你知道朋友的重要性，一如我在這本書裡想告訴你的，肌力訓練的重要性。

希望肌力訓練，總能常伴在你身邊。

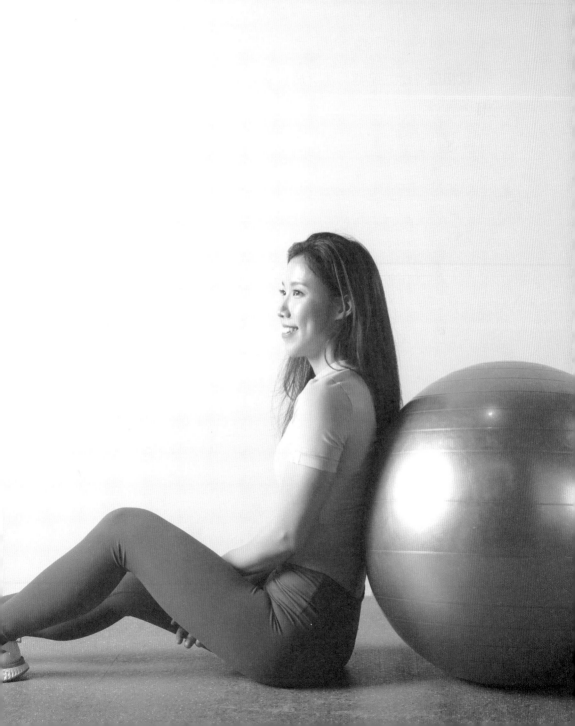

結語

穿過隧道，你會看到盡頭處有光

在本書的前言，我們提到了「穿隧效應」，述說能持續下去並堅持下來的人，最後才有可能看到盡頭處有光，能真的享有隧道外面那片美好風景。

因此，在本書的最後，我想請你至少先給自己三個月堅持看看，從一週 1 ～ 2 次開始，讓肌力訓練走入你的日常生活。而當你在開始之後的六到八個月之內，來到放棄機率最高的時刻，也請記得，在這種時刻，你只要練習「持續」這件事情就好，曾經中斷也無妨，但儘量不要中斷太久，練習一次次回歸，就讓訓練成為你生活常軌的一部分。

最重要的是，當你能逐漸感受到訓練給你的身體回饋，你就會更願意投入訓練與打造健康的生活習慣，從而，你得到的好處、身體的改變，就會越來越多。

只要你願意，就能夠擁有這一切。你所要做的只有「開始」，並且努力讓自己「持續下去」，接下來，屬於你的美好故事，都會伴隨在你身後慢慢展開。

珍珍教練的 *40⁺50⁺60⁺*
增肌慢老重訓課

在最後，我還想告訴你，這其實是一本觀乎「賦能」的書。

老化雖是一場必然的過程，我也不會說肌力訓練是解決所有身體問題的唯一解法，因為它絕對不是。

但我確信，只要你願意嘗試，肌力訓練都能讓我們更好。

我希望拿起這本書的每一個人，都是一個影響點。你可以先從你自己開始做起，然後去影響你身邊的人，告訴他們這樣的觀念與方法。如果我們每個人都能這麼做，為自己，也為彼此盡一點點心力，那這個社會就會更健康、更好，而這就是愛我們自己，以及愛我們所愛之人，最美好的方法。

HealthTree 健康樹 158

珍珍教練的 40⁺ 50⁺ 60⁺ 增肌慢老重訓課

作　　　者　珍珍教練（施怡如）
總 編 輯　何玉美
主　　編　紀欣怡
攝　　　影　力馬亞文化創意社
封 面 設 計　張天薪
內 文 排 版　theBAND・變設計— Ada
影 片 製 作　許翔
場 地 提 供　GYMEFIT NINJA（台北市信義區基隆路一段 25 號）

出 版 發 行　采實文化事業股份有限公司
行 銷 企 劃　陳佩宜・黃于庭・蔡雨庭・陳豫萱・黃安汝
業 務 發 行　張世明・林坤蓉・林踏欣・王貞玉・張惠屏
國 際 版 權　王俐雯・林冠妤
印 務 採 購　曾玉霞
會 計 行 政　王雅蕙・李韶婉・簡佩鈺
法 律 顧 問　第一國際法律事務所　余淑杏律師
電 子 信 箱　acme@acmebook.com.tw
采 實 官 網　http://www.acmebook.com.tw
采 實 臉 書　http://www.facebook.com/acmebook01

I S B N　978-986-507-374-9
定　　　價　450 元
初 版 一 刷　2021 年 5 月
初 版 五 刷　2024 年 2 月
劃 撥 帳 號　50148859
劃 撥 戶 名　采實文化事業股份有限公司
　　　　　　104 台北市中山區南京東路二段 95 號 9 樓
　　　　　　電話：(02)2511-9798
　　　　　　傳真：(02)2571-3298

國家圖書館出版品預行編目資料

珍珍教練的 40+50+60+ 增肌慢老重訓課
/ 珍珍教練（施怡如）著 . -- 初版 .
 -- 臺北市：采實文化事業股份有限公司，
2021.05 304 面；17*23 公分 .
 -- (健康樹；158)
ISBN 978-986-507-374-9(平裝)

1. 健身運動 2. 運動訓練

411.711　　　　　　　　　　110004619

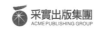

采實出版集團
ACME PUBLISHING GROUP